北京艾美迪科技股份有限公司　独家版权引进

约翰·霍普金斯护理循证实践：模型与指南

（第二版）

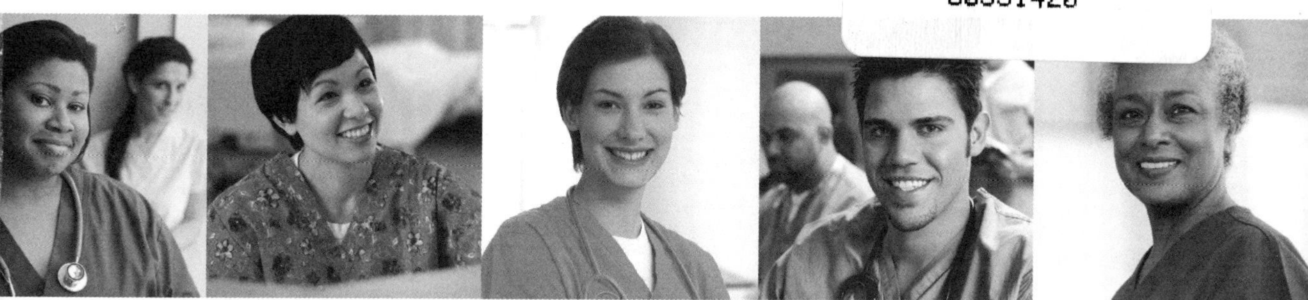

桑德拉·L.德尔霍尔特（美）■ 黛博拉·丹格（美）

JOHNS HOPKINS NURSING EVIDENCE-BASED PRACTICE: MODEL AND GUIDELINES (Second Edition)

中国经济出版社
CHINA ECONOMIC PUBLISHING HOUSE
北 京

图书在版编目（CIP）数据

约翰·霍普金斯护理循证实践：模型与指南：第二版/（美）桑德拉·L. 德尔霍尔特，（美）黛博拉·丹格著；北京艾美迪科技股份有限公司译.
—北京：中国经济出版社，2017.1
ISBN 978-7-5136-4411-2
Ⅰ.①约… Ⅱ.①桑… ②黛… ③北… Ⅲ.①护理学—研究 Ⅳ.①R47
中国版本图书馆 CIP 数据核字（2016）第 236892 号

Permission for this edition was granted by Sigma Theta Tau International Honor Society of Nursing
著作权合同登记号：图字 01-2016-8849 号

主 翻 译　刘洋于今　钟　臻
主 审 校　刘华平
责任编辑　叶亲忠
责任审读　贺　静
责任印制　马小宾
封面设计　华子设计

出版发行　中国经济出版社
印 刷 者　北京力信诚印刷有限公司
经 销 者　各地新华书店
开　　本　850mm×1168mm　1/16
印　　张　15
字　　数　220 千字
版　　次　2017 年 1 月第 1 版
印　　次　2017 年 5 月第 2 次
定　　价　76.00 元
广告经营许可证　京西工商广字第 8179 号

中国经济出版社 **网址** www.economyph.com **社址** 北京市西城区百万庄北街 3 号 **邮编** 100037
本版图书如存在印装质量问题，请与本社发行中心联系调换（联系电话：010-68330607）

谨以此书献给所有基于最佳护理证据为患者提供优质护理服务的杰出护理人士。

鸣谢

谨在此感谢《约翰·霍普金斯护理循证实践：模型与指南》第一版（2007）作者们的深刻见解与专业素养：罗宾·P. 纽豪斯，PhD，RN，NEA-BC，FAAN；桑德拉·L. 德尔霍尔特，MS，RN；史蒂芬妮·S. 珀尔，DNP，RN；琳达·C. 皮尤，PhD，RNC，CNE，FAAN；凯瑟琳·M. 怀特，PhD，RN，NEA-BC，FAAN。

以上专家学者的工作为循证实践自主性奠定了坚实基础，为临床责任护士提供了将证据运用于患者护理的工具与能力。护理行业对他们的贡献深表感谢！

《约翰·霍普金斯护理循证实践：模型与指南（第二版）》为基于循证而做出决策的护理实践提供了坚实的基础。不同教育背景的临床护理人员可以应用这种方法将循证结果与实践相结合。书中还对如何打造循证护理实践的环境与文化做出了建议。

——丽安娜·斯皮娃，PhD，RN，PLNC

护理研究主任

WellStar 发展中心，杰出护理中心

约翰·霍普金斯护理循证实践模型体现了当今世界医疗的核心价值观。PET 流程（实践问题、证据、转化）为证据融入实践提供了循序渐进的过程，指出跨学科团队在改善医疗服务中的重要性。本书为如何采用证据提高临床实践提供了全面指导，为各级别的护理提供了真实成功的转化范例。

——南希·威尔，DNSc，RN，FAAN

护理研究主任

范德堡大学医疗中心

纳什维尔，田纳西州

——维多利亚·桑德林，MSN，RN

护理研究项目三级研究护理人员

范德堡大学医疗中心

纳什维尔，田纳西州

《约翰·霍普金斯护理循证实践：模型与指南（第二版）》一书消除了护理人员对循证实践的恐惧，让大家知道循证护理简单易行。PET 流程三步曲简化了循证护理流程，让护理人员能够分化步骤，而不是对整个过程感到力不从心。

——黛布拉·希兹，MN，RN，NEA－BC

特别项目主任

半岛医疗中心

约翰·霍普金斯循证实践模型打造了一个循序渐进的实用框架，帮助各级别的

护理实践从基于“经验护理”转变为基于循证的护理。该书提供了相关工具与临床实例来促进这种文化转变，改善患者临床结局，并协助培养护理领导力。

——珍妮·理查德森，MS，RN，CNS

初级保健临床护理专员

波特兰退伍军人医疗中心

第二版的作者们对我们医疗所使用的约翰·霍普金斯循证实践模型进行了深入的阐述与探讨。评估系统与转化路径的完善使床边和办公室所有级别的护理人员都能参与到循证实践的关键工作中。

——米奇·古德温，PhD，RN，PHN

循证护理实践研究创新中心主任

财富谷圣路加健康体系

博伊西，爱达荷州

本书第一版中所提出的循证实践方式实用性高、操作简单，让我们受益良多，因此我们在自身护理实践中也采用了 JHNEBP 模型。新版本中加入了更多智慧、经验、操作方法及范例，帮助临床护理人员学会更好地将现有最佳证据融入临床实践中。附录中也涵盖了更多有关工具使用的细致说明。该书是所有医疗从业者、领导者以及学生的必读之物，能助其有效地完成从实践问题到临床转化的各阶段工作。

——华特·勒华诺维奇，MN，RN

弗吉尼亚联邦大学健康体系护理教员

弗吉尼亚联邦大学护理学院兼职教员

主编团队

桑德拉·L. 德尔霍尔特，MS，RN

桑德拉·L. 德尔霍尔特女士系约翰·霍普金斯医院神经科学与精神病学护理部的助理护理主任，曾撰写过大量关于循证实践的文章，拥有多年循证护理教育项目开发经验。德尔霍尔特女士的研究重点为临床护理实施循证实践的策略、发展专业实践标准以及优秀服务的促进。其为《约翰·霍普金斯护理循证实践：模型与指南》第一版的作者之一，并参与了《约翰·霍普金斯护理循证实践：实施与转化》的编写工作。

黛博拉·丹格，PhD，RN，NEA－BC

黛博拉·丹格系约翰·霍普金斯医院护理实践教育与研究主任，在约翰·霍普金斯医院制订了循证护理的战略远景，打造了将传统实践转化为循证实践的基础。丹格博士在全美乃至国际各平台上就循证护理撰文、讲演并提供咨询，同时也是《约翰·霍普金斯护理循证实践：实施与转化》的作者之一。丹格博士同时还在约翰·霍普金斯大学护理学院任职。作为医疗健康服务研究人员，她开展的医院中扰乱性临床行为的研究以及基于积极心理学框架的领导力研究都获得了资助。

各章节作者

1 循证实践：背景、疑惑与挑战

琳达·C. 皮尤，PhD，RNC，FAAN

琳达·皮尤系宾夕法尼亚约克学院护理学教授、约克医院护理硕士项目主任以及原循证护理研究主任，同时也是《约翰·霍普金斯护理循证实践：模型与指南》第一版的共同作者之一。皮尤博士作为获得认证的产科护理人员已为分娩妇女提供护理服务30余年。其在提高母乳喂养（尤其是低收入妇女）结果方面的研究获得各类经费支持，并在全美及国际上多次发表相关研究。

2 评判性思维与循证实践

安·E. 贝尔彻，PhD，RN，AOCN，ANEF，FAAN

安·贝尔彻系约翰·霍普金斯护理学院精品教学办公室主任兼副教授，拥有40余年的护理教育经验，在本科、硕士以及博士级别教育上都有任教经历。在职业生涯中，贝尔彻博士在行政以及教育方面经验丰富，并于2009年获得全美护理联盟教学杰出者的殊荣。贝尔彻博士的专项领域为肿瘤护理，其研究兴趣为癌症的社会心理方面，重点关注精神护理。

泽拉·E. 科瑞—史蒂芬斯，PhD，RN

泽拉·科瑞—史蒂芬斯系约翰·霍普金斯湾景医疗中心住院手术与神经科学护理主任，曾在共同决策与病患安全等问题上发表文献。其研究兴趣包括评判性思维与评判性决策与专注性。

3 约翰·霍普金斯护理循证实践模型与流程概述

桑德拉·L. 德尔霍尔特，MS，RN

见前面的作者介绍。

4 实践问题

罗宾·P. 纽豪斯，PhD，RN，NEA－BC，FAAN

罗宾·纽豪斯系马里兰大学护理学院组织系统与成人健康副教授，曾在全美和全球发表有关循证护理实践的文献，并就循证护理提供咨询与讲演，同时参与撰写了

《约翰·霍普金斯护理循证实践：模型与指南》第一版。纽豪斯博士作为健康服务研究人员，在证据转化以及护理对患者临床结局的影响方面的研究得到了资助。纽豪斯博士同时还是美国护理资格审查中心成员以及国际护理荣誉学会研究与学术成就顾问委员会前任主席。

史蒂芬妮·S. 珀尔，DNP，RN

史蒂芬妮·珀尔系约翰·霍普金斯医院临床护理质量主任兼首席护理信息官，参与了《约翰·霍普金斯护理循证实践：模型与指南》第一版的撰写以及《约翰·霍普金斯护理循证实践：实施与转化》的编辑工作。

5 检索证据

艾米莉·蒙切尔，RN，CPN

艾米莉·蒙切尔系约翰·霍普金斯医院的护理临床专家，并在该医院儿童中心儿科住院病房指导循证护理实施。蒙切尔作为约翰·霍普金斯医院循证护理成员，负责指导、教授以及引导临床护理部门的循证护理项目。

斯特拉·希尔，MLS

斯特拉·希尔系威廉·H. 韦尔奇图书馆的营运经理，自 2002 年起担任护理管理与护理学院的联络工作。希尔是生物医药文献数据库检索专家，为研究、教育及病患医疗领域提供文献检索的培训与咨询工作。

克里斯蒂娜·L. 薇辛格，MS，MLIS

克里斯蒂娜·薇辛格在学术性的公共卫生科学图书馆任职逾 4 年。除与健康专家、临床医师及生物医学研究者合作之外，与约翰·霍普金斯大学社区护理也有合作。薇辛格女士对一系列研究工具开展了诸多培训课程，并参与了合作的资助性研究以及无资助的系统评价，同时在药学、物理治疗学以及康复领域开展了多门继续教育学分培训课程。

6 证据评价：研究

史蒂芬妮·S. 珀尔，DNP，RN

见前面的作者介绍。

琳达·科斯塔，PhD，RN，NEA - BC

琳达·科斯塔系约翰·霍普金斯医院护理研究员、约翰·霍普金斯大学护理学院助理教授以及约翰·霍普金斯医学院机构审查委员会成员。科斯塔博士在循证护理领域广泛发表讲说，同时是《约翰·霍普金斯护理循证实践：实施与转化》的作者之一。她的研究主要是关于过渡护理中复杂药物治疗方案的自我管理。

7 非研究型证据评估

沙拉·J. M.（乔蒂）·夏菲尔，PhD，RN

沙拉·夏菲尔系约翰·霍普金斯大学护理学院社区公共健康助理教授兼约翰·霍普金斯 Bayview 医疗中心护理研究员。夏菲尔教授在拓展临床护士与实习护士循证护理合作方面做出了巨大贡献，并在全世界范围内展示了此类合作，提高了学生满意度。

海莉·D. 马克，PhD，MPH，RN

海莉·D. 马克系约翰·霍普金斯大学护理学院助理教授兼约翰·霍普金斯医学院机构审查委员会成员，为实习护士讲授研究方法 6 年。马克博士的研究主要关注性传播疾病以及行为转变，同时她也就循证护理实践与研究进行讲学，并在全美及全球范围内发表相关文献。

8 转化

罗宾·P. 纽豪斯，PhD，RN，NEA－BC，FAAN

见前面的作者介绍。

凯瑟琳·M. 怀特，PhD，RN，NEA－BC，FAAN

凯瑟琳·怀特系约翰·霍普金斯大学护理学院副教授。怀特博士在约翰·霍普金斯循证护理模型上著有多篇文章，并就该研究领域提供咨询与讲演。怀特博士参与撰写了《约翰·霍普金斯护理循证实践：模型与指南》第一版并参与编辑了《约翰·霍普金斯护理循证实践：实施与转化》。

9 创建支持循证实践的环境

凯瑟琳·M. 怀特，PhD，RN，NEA－BC，FAAN

见前面的作者介绍。

黛博拉·丹格，PhD，RN，NEA－BC

见前面的作者介绍。

10 范例

玛丽亚·科维奇，MS，RN，CCRN

玛丽亚·科维奇系约翰·霍普金斯医院临床标准护理助理主任兼该医院循证护理指导委员会主席，在推行循证护理方面有丰富的经验，并在《约翰·霍普金斯护理循证实践：实施与转化》中独自撰写了一个章节。玛丽亚·科维奇在护理教育领域有17年的教学经验，并在全美范围内就多个课题发表演讲，包括急救护理、风险管理、跌倒预防以及循证护理。

医用床垫与压疮

瑞秋·N. 莫斯利，RN，CWON，CWCN
创口造瘘专项护士
约翰·霍普金斯湾景医疗中心
巴尔的摩，马里兰州，美国
辛西娅·A. 沃克，RN，CWON
创口造瘘专项护士
约翰·霍普金斯湾景医疗中心
巴尔的摩，马里兰州，美国
玛丽·安·格林，DNP，RN，NEA－BC
教育与实践主任
约翰·霍普金斯湾景医疗中心
巴尔的摩，马里兰州，美国
泽拉·科瑞—史蒂芬斯，PhD，RN
约翰·霍普金斯湾景医疗中心
巴尔的摩，马里兰州，美国
玛丽亚·科斯萨卡，EdD，RN
患者护理服务副院长
约翰·霍普金斯湾景医疗中心
巴尔的摩，马里兰州，美国
沙拉·J. M. 夏菲尔，PhD，RN

护理专业协会对循证护理模型的使用

宝拉·格拉林，DrNP，CNS，RN，CNOR
证据评级特别小组主席
围手术护士协会
多佛，科罗拉多州，美国

口服抗血小板药物患者的出血预防

玛丽亚·科维奇，MS，RN，CCRN
艾米莉·蒙切尔，RN，CPN

跌伤风险评估

玛丽亚·科维奇，MS，RN，CCRN
帕特丽莎·B. 道森，MSN，RN
护理临床质量与磁性认证助理主任
约翰·霍普金斯医院
巴尔的摩，马里兰州，美国

预防小儿炎性浸润

罗莉·D. 万·格森，MSN，RN，CRNI
三级临床护士
约翰·霍普金斯医院
巴尔的摩，马里兰州，美国

成品输液袋更换频率

艾米莉·蒙切尔，RN，CPN
莉嘉娜·亨德里克斯，MSN，MPA，RN－BC
医疗护理部护理教育主管
约翰·霍普金斯医院
巴尔的摩，马里兰州，美国

契莎·佩林，RN
三级临床护士
约翰·霍普金斯医院
巴尔的摩，马里兰州，美国
西尔·塔莎芭，MS，RN
临床专项护士
约翰·霍普金斯医院
巴尔的摩，马里兰州，美国
凯西·瓦格涅—科斯马克，MS，RN
法规部助理主任
患者护理服务
约翰·霍普金斯医院
巴尔的摩，马里兰州，美国

舌系带过短、舌系带切开术及母乳喂养

黛博拉·迪克森，RN，IBCLC
哺乳期咨询管理员
约翰·霍普金斯医院
巴尔的摩，马里兰州，美国
凯瑟琳·怀特，PhD，RN，NEA-BC，FAAN

序

循证医学时代的到来，为护理专业发展带来了机遇，循证护理应运而生。循证护理让护理人员改变了以往的经验式思维和工作模式，而以更科学的视角和方法去改善临床，使护理更加凸显出其独立学科的特性。

1996 年，英国的 York 大学成立了全球第一个循证护理中心（NHSCRD）。1998 年，英国创办了《循证护理》杂志。在我国，四川大学华西医院于 1999 年首先开始对护理人员进行循证实践的相关培训，并将循证护理的方法应用于临床实践。复旦大学护理学院于 2004 年 11 月成立国内第一个循证护理中心，致力于推广循证护理实践，进行证据转化、证据传播、证据应用，以推动我国临床护理实践的发展。

美国约翰·霍普金斯大学是全美乃至全球第一所研究型大学。一个多世纪以来，约翰·霍普金斯医学院被公认为在医疗、科研及教学方面处于世界领先地位。约翰·霍普金斯护理学院是全美最早的护理学院之一，每年培养出众多的优秀护理人才。拥有 1039 张床位的约翰·霍普金斯医院，连续多年被“美国新闻与世界报道”杂志评为美国医院排行榜第一医院。依托约翰·霍普金斯医院及护理学院丰富的学术资源和高水平的专家队伍，《约翰·霍普金斯护理循证实践：模型与指南》已出版了两版，由于其较强的实用性而深受临床一线护理人员的欢迎。约翰·霍普金斯护理循证实践模型描绘了奠定专业护理基础的三大基柱——实践、教育和研究，并为广大临床护士提供了实用的循证护理实践流程和工作方法，强调循证护理以解决临床问题为目的，并关注成果的应用与转化。

我国循证护理虽然起步较晚，但发展很快，现在已不仅仅停留在理念的引入和方法的学习上，而是将注意力转向了如何运用循证的方法为临床带来改变。《中国护理管理》杂志作为广大护理工作者分享实践经验及发表研究成果的平台，多年来一直致力于推动我国护理学科的进步和护理事业的发展，也非常关注循证护理的研究和应用进展。《中国护理管理》杂志社与美国约翰·霍普金斯大学中国合作伙伴北京艾美迪科技股份有限公司在2015年、2016年成功举办了“中国循证护理师资培训项目”，邀请了约翰·霍普金斯大学护理研究院的教授担任培训讲师，培训得到了学员们的一致好评，认为内容贴近临床，具有指导性和实用性。为了让更多的护理人员分享约翰·霍普金斯大学在循证护理方面的成果和经验，由此，北京艾美迪科技股份有限公司引进了《约翰·霍普金斯护理循证实践：模型与指南》第二版中国版权，并由《中国护理管理》杂志社组织国内专家翻译了该指南。这也是该指南首次被翻译成中文版，希望为我国广大的临床护士提供更多的实用工具和方法以改进我国的护理管理科研水平。

《中国护理管理》杂志社社长：

2016年10月

前　言

长久以来，护理一直被认为是艺术与科学的结合。说它是艺术，因为它的基础在于个人奉献精神、弥久的传统以及临床专业知识；说它是科学，因为它囊括了鲜明的知识体系、实践科学、目标与方法论。可谓卓越见于细节。

作为一项艺术，护理极其讲求个人能力与技巧，极具创造性与同理心。然而，护理也可能会沦为狭隘思想的受害者。在这个迅速扩展且内容复杂的领域里，论经验行事可能成为负面思维，而循证实践则是基于最佳证据为病患提供高质量的护理，对护理学科献益良多。循证护理采取流程式方案，讲求护理人员的参与，将各学科专业的研究与思想进行综合，最终转化为医护人员的实践。

《约翰·霍普金斯护理循证实践：模型与指南》第二版再次响应第一版中前言说的：

“循证实践对患者安全至关重要，对护理专业的发展以及护理学生的教育而言必不可少。”

本教材第一版经由约翰·霍普金斯医院与约翰·霍普金斯护理学院的一支护理人员与教职员工团队于2007年完成编写与审核，为了表达对首版的敬意，我们进行了第二版的构想。从医院到护理学院，从专业护理机构到非护理机构，已有数以百计的医护人员在各类背景环境下运用了该循证护理模型。这些献身于医护的专业人员采用了该模型并咨询了原作者与其他医护人员，同时就实证评估互作探讨，对自身在临床环境下对模型的运用进行了反思。他们的回馈反过来则促进了我们对模型的进一步了解，帮助我们在此版教材中的某些工具上做出了修改。

《约翰·霍普金斯护理循证实践：模型与指南》打造了一个流程来构造实践问题、评估研究与非研究证据、提出实践建议。这些建议将指导一系列最佳实证纳入患者护理过程之中。

我们很荣幸能为《约翰·霍普金斯护理循证实践：模型与指南》第二版撰言，愿该书籍能够从艺术上和科学上提高护理学。

凯伦·哈勒，PhD，RN，FAAN
护理与病患服务副院长
首席护理官
约翰·霍普金斯医院
巴尔的摩，马里兰州，美国

玛莎·N. 希尔，PhD，RN，FAAN
约翰·霍普金斯护理学院院长
巴尔的摩，马里兰州，美国

引　言

《约翰·霍普金斯护理循证实践：模型与指南》旨在进一步发展循证护理。第二版的编写主要是为了反映过去五年里证据评价与整合方面的进展。在如今复杂且不断变化的医疗领域，基于最佳证据的护理措施与流程方面的需求对于提升护理水平与降低医疗成本至关重要。我们的目的与第一版一样，是为了能给床边临床医护人员提供一个循证实践的指导方案。第一版教材是基于我们在约翰·霍普金斯医院以及约翰·霍普金斯大学护理学院的经验而写成的，而这一版则更多地反映了我们在过去的几年中通过与床边护士及学生的交流而了解到的内容。

第一部分主要介绍了循证护理的概念，其中包括循证护理在护理领域的演变，并改变了环境背景以更好地反映对基于证据以及变化所带来的挑战的护理实践的需求，如1）医疗改革以及2）美国医学研究所《护理的未来：引领变革，发展医护》报告中所鼓励的——护理人员与医生及其他医务人员联手共同重新定义美国的医疗。

第二部分包括了约翰·霍普金斯护理循证实践模型的概述，并回顾了循证护理如何被纳入美国国家护理标准以及如何与磁性认证相关联来发掘优质护理服务。

第三部分拓展了问题陈述的重要性及PICO问题格式，增强了研究性证据与非研究性证据的评估以及证据质量与整合过程的评价。有关转化路径使用的内容也涵盖其中，用于指导实践变化决策。

第四部分讨论了如何选择循证模型，也探讨了如何创建一个支持循证护理成长的环境。该部分描述了一系列策略来构建循证文化、培养员工及组织能力与可持续性发展。

第五部分提供了全新的医院循证实践项目实例并描述了该模型在专业护理机构中的运用。

第六部分包含了重新设计的工具与指南，帮助临床医务人员运用循证实践流程。工具与指南中包括使用说明以及评价证据优势与质量的综合标准。

有许多医护人员通过对第一版《模型与指南》的运用强化了他们自身的实践，为患者做出了贡献，我们希望第二版能够将他们从中所获的知识与经验继续发扬。本书将继续弘扬约翰·霍普金斯护士与护理教育开发先锋玛丽·阿德莱德·纳丁的思想：

"我们必须意识到并坚信'医'是最难的艺术之一。怜悯之心虽可谓动力但唯有知识才是我们的力量……我们势必不会仅仅满足于沿袭传统的方法；我们都应越来越多地投入到方法的创造中去。"

目　录

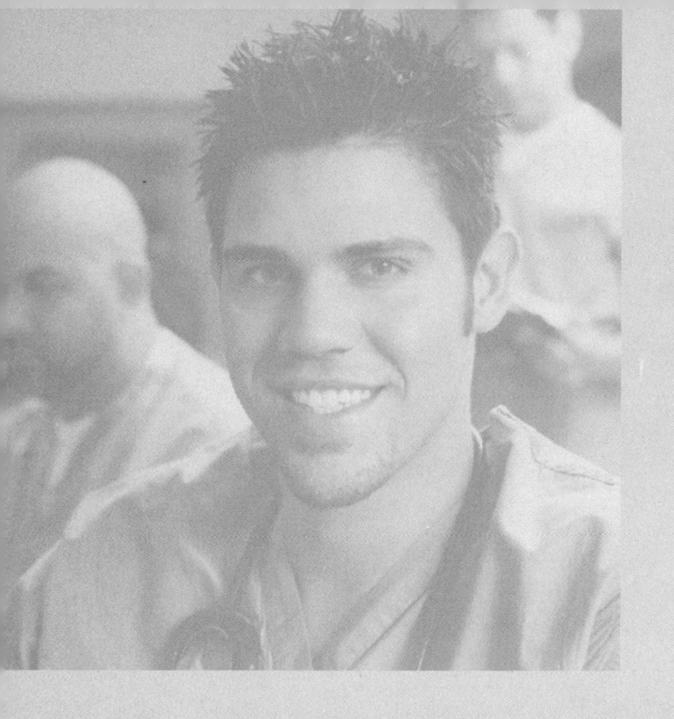

第一部分

循证实践背景

1 循证实践：背景、疑惑与挑战

2 评判性思维与循证实践

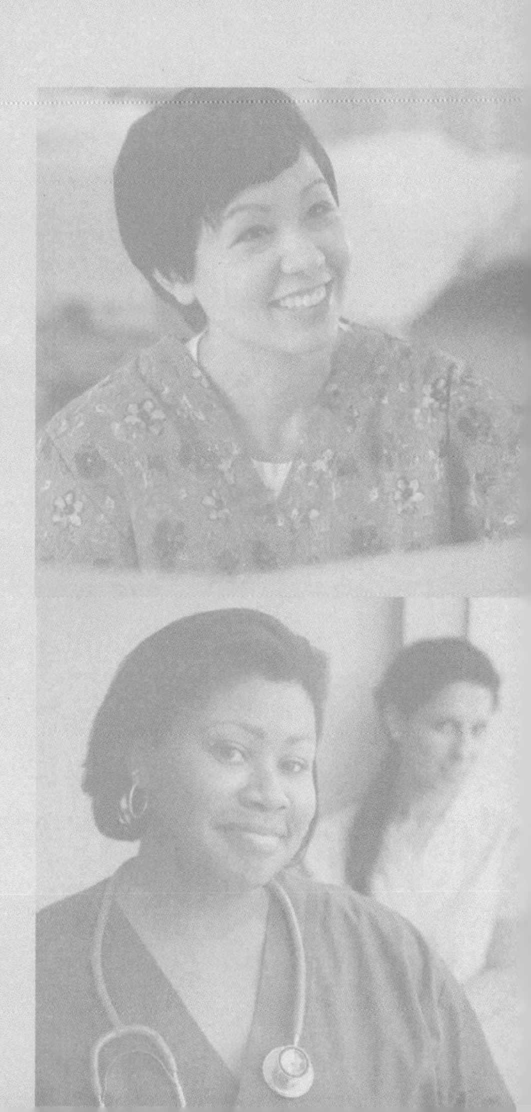

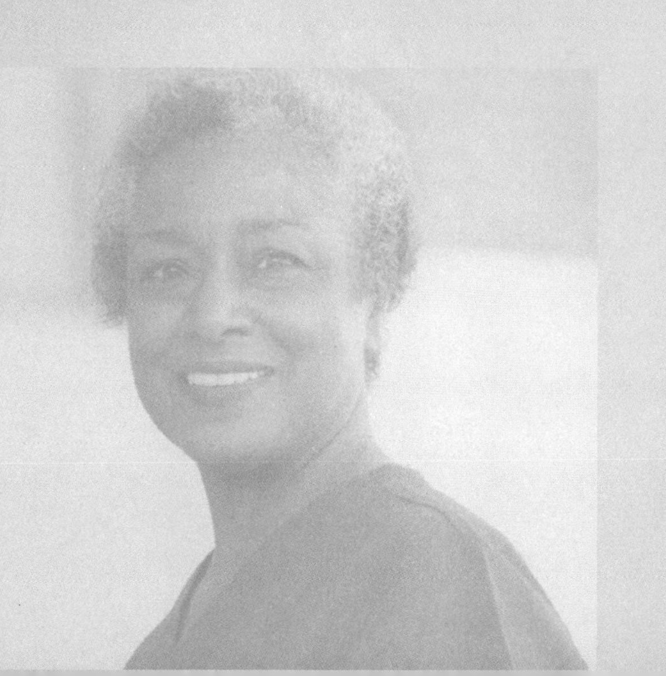

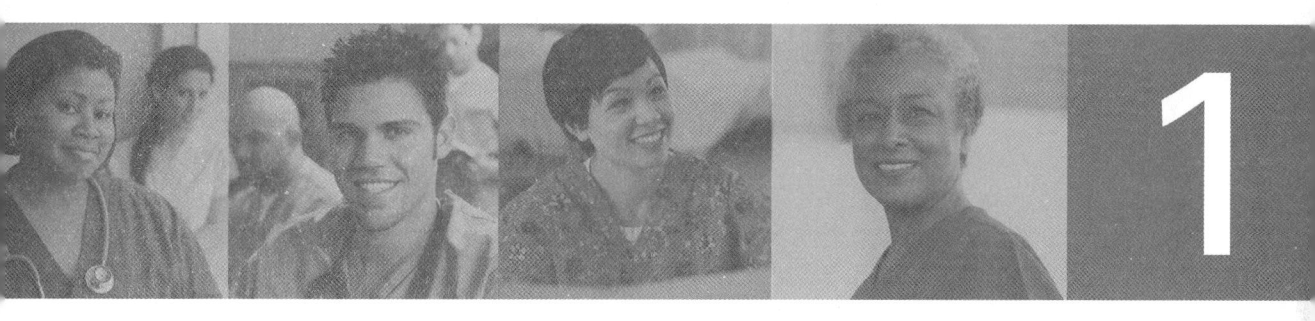

循证实践：背景、疑惑与挑战

琳达·C. 皮尤，PhD，RNC，FAAN

循证实践（Evidence-Based Practice，EBP）不仅在护理人员执行决策过程中发挥着重要作用，而且逐渐成为护理质量改进的重要部分。EBP 的作用超乎预期，不仅影响着医护行业的专业实践，也为医护人员提供了改进实践方式、提升患者体验的绝佳机会。美国国家医学院（The Institute of Medicine，IOM）2003 年发布了一份报告，强调医护人员的五种核心能力：以患者为本的护理、质量改进、信息学、循证实践以及跨专业团队合作。该医学院（IOM，2010）还提倡让医护人员全面参与到医疗体系的重构工作中，以提升医疗服务质量。该报告进一步提议，为实现这一目标，护理人员需要打下坚实的循证护理基础。美国国家护理研究所（the National Institute for Nursing Research）主任 Patricia A. Grady 博士进一步指出，在转化科学领域，也就是在日常工作中应用研究结果，“护理研究人员完全有能力扮演领导者和推动者的角色”（Grady，2010，p. 166）。由罗伯特·伍德·约翰逊基金会（Robert Wood Johnson Foundation）资助的护理人员质量与安全教育项目（Quality and Safety Education for Nurses，QSEN）为实现最优护理服务和最佳医疗效果提供了强有力的支持。QSEN 项目明确了所有注册护士需具备的核心能力（Cronenwett，et al.，2007）。这些技能包括以患者为本的护理、团队与合作、循证实践、质量改进、安全及信息学。改进护理质量、节省开支的关键在于运用最佳证据提供医疗服务。本章的目标是：

- 明确循证实践的定义
- 描述 EBP 在护理行业的发展
- 讨论 EBP 与临床结局、责任和证据转化之间的关系

- 着重介绍护理工作在循证实践中的角色

EBP：定义

EBP 是医疗机构解决临床决策问题的一种方法。它整合了可获得的最佳科学证据和最佳经验证据（关于患者与医护人员）。EBP 不仅兼顾了影响实践方式的机构内外因素，还提倡在应用证据护理个体患者或患者人群的过程中采取评判性思维方式（Newhouse，Dearholt，Poe，Pugh，& White，2007）。医疗服务提供者面临的挑战是如何运用研究型和非研究型证据制订、实施最佳干预措施和实践方式。

EBP 不仅影响着临床、行政管理和教育方面的决策过程，也为这些决策提供证据基础。为确保临床决策的制订基于所有可获得证据，决策者要综合考虑科研结果、机构经验（包括质量改进、项目与评估证据）、临床专业知识、专家意见及患者偏好。EBP 提升了效能（取得预期效果的能力）、效率（在最少努力、最低开销和最短时间内取得预期结果）和效力（产生预期效果的能力）。此外，EBP 在遵循患者偏好的前提下权衡风险、益处和成本。这一决策方式鼓励医护人员质疑实践，判定干预是否有效。EBP 确保医疗服务提供者运用证据来提高患者满意度和生活质量，取得最佳医疗效果或以更低成本或更短时间实现等效服务。

质量改进、研究和 EBP 的区别

护理人员经常对质量改进、EBP 和研究这三者的不同感到困惑。质量改进（Quality Improvement，QI）的目的是改善结果，通过个体工作来改进本单位（如科室、部门、机构）的系统和流程的问题（保护人体受试者系统评估委员会 Committee on Assessing the System for Protecting Human Research Participants，2002）。QI 的开展通常都需要测量特定方面的结果，改进当前的临床实践，并持续监测改进后的效果。员工在开展 QI 的过程中可能会发现实践问题，进而发起 EBP 项目。QI 的例子包括：减少患者跌倒事故、降低手术部位感染率、提升患者满意度、提高肺炎链球菌与流感疫苗接种率、减少约束用具的使用。

研究是有条理的探究过程，旨在创造具有推广性的新知识或促进此类知识的发展（美国卫生和公众服务部 Department of Health and Human Services，2005，45 CFR 46. 102 [d]）。研究通常在 EBP 项目无证可循时开展。研究的例子包括：机械通气患者疼痛调查；医护人员、家庭与临终患者之间的沟通；中风发作后的记忆功能。

团队在 QI 过程中发现实践问题或医护人员对自己的实践方式心存疑虑时，通常会开展 EBP 项目。EBP 流程包括组建跨专业团队来确立和细化 EBP 问题，运用缜密的搜索策略来确定可获得的最佳证据，评估证据的强度及质量，综合研究结果并据此提出改变建议。如，有文献表明每隔四小时对机械通气患者进行一次口腔护理有助于降低呼吸机相关肺炎发病率、死亡率及医疗成本，缩短住院时间，所以护理人员都遵循这一做法；再如用热敷减轻哺乳期母亲的乳头疼痛。

发展史

EBP 并不是一个新生的概念，其根源可追溯到几十年前。和其他应用科学一样，循证实践的相关术语也随科学的发展而变化。早在 1972 年，英国流行病学家 Archibald L. Cochrane 就批评医疗行业使用没有证据支持的治疗方案（Cochrane，1972）。20 世纪 80 年代，加拿大的麦克马斯特大学医学院（McMaster University Medical School）开始使用“循证医学”这一术语。妊娠与分娩期护理的系统综述颇受好评，促使英国国民保健署（the British National Health Service）在 1992 年批准资助建立“Cochrane 中心”，协助医学随机对照试验进行系统综述的准备工作。此举最终促成了 1993 年科克伦协作网（the Cochrane Collaboration）的成立（科克伦协作网，2011）。科克伦协作网为医疗的效用提供系统综述。这些综述为制订有效的治疗方案提供了逻辑论证和可靠证据。

基于这些早期努力，循证实践逐步发展，融入了更先进的分析技巧，改进了信息的展示与传播方式，丰富了有关转化研究结果的知识，使转化过程能有效兼顾患者偏好、成本和政策议题等因素并加深了大家在如何利用测量结果和反馈信息来推动持续的改进工作方面的理解。

研究成果的应用

30 多年前，美国西部州际高等教育委员会（the Western Interstate Commission for Higher Education，WICHE）发起了第一项针对护理人员的大型 EBP 项目（Krueger，1978），实现了研究结果在临床环境中的运用。当时，研究领域才刚刚开始发展，对护理人员而言还是一门较新的专业学科；护理人员对开展能让临床医护人员受益的研究很感兴趣。然而，这项长达6年的WICHE项目并没有达到预期的结果。护理学当时把护理人员作为研究对象，发现干预措施很难在临床实践中应用。在护理项目中实施和运用研究（The Conduct and Utilization of Research in Nursing Project，CURN）在20世纪70年代起步（Horsley，Crane，&Bingle，1978），找出了10个能够使用足够证据进行实践转化的领域（CURN项目，1981～1982）：

- 结构化的术前教育
- 减少管饲患者的腹泻
- 做好患者术前心理准备，加快术后恢复
- 压疮的预防
- 更换静脉置管
- 密闭式导尿系统
- 通过术前心理准备减轻患者忧虑
- 设定患者护理共同目标
- 清洁间歇导尿术
- 疼痛：审慎的护理干预

直到20世纪60年代，真正意义上的研究结果转化才开始慢慢起步。2006年，美国国立护理研究所（National Institute for Nursing Research，NINR）公布了对医疗服务业有重大影响的十大标志性项目（www. nih/ninr. gov/）（见表1.1.）。

表1.1 影响医疗服务业的NINR护理研究项目

护理科研者	主题	研究结果
Linda Aiken博士，2002年	护理人员配置	患者死亡率的降低与护理人员配备等级的提高有关。合适的护理人员数量能增加患者安全
Nancy Bergstrom博士，1996年	压疮	使用具有良好信效度的工具（如Braden量表）来确定患者发生压疮的风险。这一发现降低了压疮的发生率，节省了开支，改善了患者的生活质量
Margaret Grey博士，2001年	患糖尿病的青少年	为患糖尿病的青少年提供应对技能培训，有助于长期的血糖控制和改善。慢性病管理有助于他们的健康改善

续表

护理科研者	主题	研究结果
Joanne S. Harrell 博士，1996 年	儿童及青年的生活习惯行为（运动与饮食）	开展旨在提升儿童及青年心血管健康的项目有助于降低他们的胆固醇和体脂。加强全国青年的体质锻炼可以降低他们过早患上心血管疾病的概率
Martha N. Hill 博士，2003 年	降低城区青年黑人罹患高血压的风险	医护工作者团队提供了高血压药物治疗、随访、上门护理服务和转诊。参与者的收缩压和舒张压降低了，心脏及肾脏受损迹象也减少了。信任关系改变了患者的生活方式，最终改善健康
Loretta Sweet Jemmott 博士，1998 年	降低年轻少数民族妇女感染 HIV 的风险	教育干预措施能有效减少危险行为。该项目作为示范性课程在国内外都已经开展
Jon Levine 博士和 Christine Miaskowski 博士，1999 年	疼痛反应及疼痛管理	性别会影响疼痛反应，在制订有效的疼痛管理策略时应该考虑到这点
Kate Lorig 博士，1999 年	大龄西班牙裔的慢性病（如关节炎）管理	自我管理研究项目证明了受试者体力活动的增加和对慢性病了解的提高能改进他们的生活质量
Mary D. Naylor 博士，2004 年	提升老年患者出院后的康复结果	该延续护理模型提升了老年人的健康水平，且被证明能有效节约成本
David Olds 博士，1997 年	家庭护士走访能改进低收入母亲与儿童的健康	护士的家访能够改善低收入孕妇的健康。她们的孩子也获益匪浅，如有更高的 IQ 得分和更少的行为问题

EBP 与结局

医护人员向来密切关注患者的预后和护理质量。发病率和死亡率是一直采用的指标。最近，测量护理结局的重点已经拓展到临床结局（如治疗）、机能结局（如日常活动的情况）、生活质量结局（如患者满意度）以及经济结局（如直接、间接及无形的成本）。EBP 是一套明确的流程，临床医护人员可以依照它进行证据评论并检验医疗实践与结局的联系，由此影响决策、提升护理质量。

EBP 与责任感

和其他领域相比，医疗服务业对责任感这一话题最为敏感。专业和监管机构与第三方付费方均对医疗机构的护理质量提出有关要求，患者及其家属亦期待能享受到优质服务，而实现优质护理的关键在于让医护人员意识到患者结果是与循证干预息息相关的。

大部分可获得的信息表明，消费者并不总是能得到恰当的护理（IOM，2001）。公众在短期内很有可能不会降低他们的期望，即他们对医疗护理的投资能得到高质回报。当今时代强调责任感，人们对质量和成本的关注是医疗的推动力；因此，护理人员和其他的专业工作者都必须带着责任感工作（McQueen & McCormick，2001）；这种责任感已经成为了医疗服务的焦点（Pronovost，2010）。在这样的环境中，护理人员、医生、公共健康研究者等人士探索着不同实践方法的效果。也是在这样的背景下，护理人员和其他医护工作者不断探索理论与实践相结合的道路。

政府及社会督促医疗服务提供者把当下有效的干预措施作为实践依据（Zerhouni，2006）。2011 年，美国国家卫生研究院（the National Institutes of Health）主任 Francis S. Collins 博士提出建立美国转化科学发展中心（the National Center for Advancing Translational Sciences）。Collins 博士强调了在日常工作中应用基础科研成果的重要性（Collins，2011）。开展 EBP 工作不仅是对这一号召的响应，也是为持续缩小研究与实践差距所应采取的合理措施（Grady，2010；Titler，2004；Weaver，Warren，& Delaney，2005）。

鉴于护理人员要对自己提供的干预承担责任，EBP 这一系统化的决策方法不仅能解决最佳实践问题，也与责任制护理工作相互融合。如果医护人员在实践中考虑到可获取的最有力证据，那么患者更有可能在合适的时间得到恰当的治疗。研究与临床实践的结合十分复杂，EBP 的相关定义与概念也在不断发展，并且会根据所用理论框架的不同而变化。尽管如此，EBP 是各方合作努力的成果，它仍然是转化证据的最实用方法。

证据的转化

转化包括研究型与非研究型证据的整合、实施、评估和宣传。EBP 在不断发展变化，从结果的评价到对个体患者和整个系统改善情况的综合分析。护理人员需要用评估转化后的证据决定能否改进患者的护理。这样的评估也将决定最佳实践信息（如临床实践指南）能否用来解决特定医疗情景中的复杂临床问题。衡量改进结果并确定影响政策的最适宜方法是不可或缺的一步。能否开展 EBP 工作取决于护理人员集体营造评判式思维和不断学习的文化氛围的能力。随着 EBP 的发展，护理人员以改善患者结局为目标，不断探索转化过程并提高证据在常规决策中的应用。

证据的理解与运用

遗憾的是，医疗服务领域有着丰富的理论知识，但只有一小部分被付诸实践。新知识向临床实践的转化经常延迟甚久。Collins（2011）的报告显示，新药的批准平均需要 13 年。Balus 和 Boren（2000）指出，新的研究结果转化为临床实践的耗时可长达 17 年。

新知识的增速也越来越快。20 世纪早期，虽有为专业护理人员编撰的期刊，但数量甚少且很难获取。而今，美国联机医学文献分析和检索系统 MEDLINE（美国国家图书馆 National Library of Medicine，2011）已将 5484 本学术期刊、超过 2100 万条引用编入索引。护理及相关健康文献累积索引（The Cumulative Index to Nursing and Allied Health Literature，CINAHL）已把 4600 本学术期刊编入索引（Ebsco Publishing，2011）。网络上信息的普及也增加了患者对参与治疗决策的期望。慢性病患者积累了大量自我管理的专业知识，这进一步促使医疗工作者要与时俱进、掌握最新的最佳医疗证据。

尽管新知识层出不穷，但因为可获取信息量与消化信息的时间有限，临床医护人员可能会感到自己对最佳医疗实践的了解也越来越少。研究表明，对最佳医疗实践的了解与毕业年份成反比关系——也就是说，对最佳医疗实践的了解随护理人员毕业时间的增加而下降（Estabrooks，1998；Shin，Haynes，& Johnston，1993）。EBP 是帮助护理人员在不断涌现的信息中跟上新实践与科技发展的最佳策略之一。

护理人员在 EBP 中的角色

EBP 涵盖知识、临床技能与患者偏好的多重资源。由于护理人员的独特身份以及对临床护理的了解，他们在发现患者安全和护理问题的过程中发挥着重要作用。此外，医护人员对实践的疑惑和提出的问题通常涉及多门学科，因此 EBP 过程的重要环节之一是组建跨学科团队、聆听患者及家属的意见。所以，护理人员需要培养必要的知识和技能，不仅要参与到 EBP 流程中，还要领导跨学科 EBP 团队，寻找最佳实践来改进患者护理。同时，护理人员和护理管理者在营造支持 EBP 合作文化和落实 EBP 所需资源（如时间、教育、设备、导师与图书馆资源）方面也起到了中流砥柱的作用。

总结

本章明确了 EBP 的定义，并探讨了产生循证实践引导决策迫切需求的原因。EBP 创造了一种评判式思维与持续学习的文化，并为营造循证决策（临床、行政管理和教育方面）的环境奠定了基础。EBP 支持理性决策、减少不合理变化、辅助护理人员的工作。

在所有医疗环境中工作的护理人员超过 300 万，在各类医护人员中比例最大。几乎所有患者都要接受护理服务，而护理人员会影响患者接受的护理服务类型、质量和成本。一直以来，护理决策都是根据护理流程进行制订，其中就包括使用证据指导护理决策和工作规划。EBP 是一套明确的流程，有助于满足患者的需求，提供有效、高效、合理、以患者为本、安全且及时的护理（IOM，2001）。

参考文献

Balas，E. A. & Boren，S. A. （2000） Managing clinical knowledge for healthcare improvement. In J. Bemmel & A. T. McCray（Eds.） yearbook of Medical Informatics（pp. 65 – 70）. Bethesda，MD：National Library of Medicine.

Cochrane，A. L. （1972）. *Effectiveness and efficiency：Random reflections on health services.* London：Nuffield Provincial Hospitals Trust. The Cochrane Collaboration.

The Cochrane Collaboration. （2011）. Retrieved from http：//www. cochrane. org/about-us/history

Collins，F. S. （2011）. Reengineering translational science：The time is right. *Science Translational Medicine*，3（90），90cm17.

Committee on Assessing the System for Protecting Human Research Participants. （2002）. *Responsible research：A systems approach to protecting research participants.* Washington，DC：The National Academies Press.

Cronenwett，L.，Sherwood，G.，Barnsteiner，J.，Disch，J.，Johnson，J.，Mitchell，P.，Sullivan，D. T.，& Warren，J. （2007）. Quality and safety education for nurses. *Nursing Outlook*，55（3），122-131. Doi：10. 1016/j. outlook. 2007. 02. 006.

Department of Health and Human Services. (2005). Code of Federal Regulations Title 45 Public Welfare Part 46 Protection of Human Subjects. Retrieved from http://www.hhs.gov/ohrp/policy/ohrpregulations.pdf

Ebsco Publishing. (2011). CINAHL Plus Full Text. Retrieved from http://www.ebscohost.com/academic/cinahl-plus-with-full-text

Estabrooks, C. A. (1998). Will evidence-based nursing practice make practice perfect? *Canadian Journal of Nursing Research*, 30 (1), 15-36.

Grady, P. A. (2010). Translational research and nursing science. *Nursing Outlook*, 58, 164-166. Doi: 10.1016/j.outlook.2010.01.001.

Horsley, J., Crane, J., & Bingle, J. (1978). Research utilization as an organizational process. *Journal of Nursing Administration*, 8 (7), 4-6.

Horsley, J. A., Crane, J., Crabtree, M. K., & Wood, D. J. (1983). *Using research to improve nursing practice.* New York: Grune & Stratton.

Institute of Medicine (IOM). (2001). *Crossing the quality chasm: A new health system for the 21st century.* Washington, DC: The National Academies Press.

Institute of Medicine (IOM). (2003). *Health professions education: A bridge to quality.* Washington, DC: The National Academies Press.

Institute of Medicine (IOM). (2010). *The future of nursing: Leading change, advancing health.* Washington, DC: The National Academies Press.

Krueger, J. C. (1978). Utilization of nursing research: The planning process. *Journal of Nursing Administration*, 8 (1), 6-9.

McQueen, L., & McCormick, K. A. (2001). Translating evidence into practice: Guidelines and automated implementation tools. In, V. K. Saba & K. A. McCormick (Eds.), *Essentials of Computers for Nurses: Informatics for the New Millennium* (pp. 335-356). New York: McGraw Hill Publishers.

National Library of Medicine. (2011). Retrieved from: http://www.nlm.nih.gov/bsd/index_stats_comp.html

Newhouse, R. P., Dearholt, S., Poe, S., Pugh, L. C., & White, K. (2007). Organizational change strategies for evidence-based practice. *Journal of Nursing Administration*, 37 (12), 552-557.

Pronovost, P. J. (2010). Learning accountability for patient outcomes. *JAMA*, 304 (2), 204-205. doi: 10.1001/jama.2010.979.

Shin, J. H., Haynes, R. B., & Johnston, M. E. (1993). Effect of problem-based, self-directed education on life-long learning. *Canadian Medical Association Journal*, 148 (6), 969-976.

Titler, M. G. (2004). Methods in translation science. *Worldviews on Evidence-based Nursing*, 1 (1), 38 -48.

Weaver, C., Warren, J. J., & Delaney, C. (2005). Bedside, classroom and bench: Collaborative strategies to generate evidence-based knowledge for nursing practice. *International Journal of Medical Informatics*, 74 (11 -12), 989 -999.

Zerhouni, E. (2006). Research funding. NIH in the post doubling era: Realities and strategies. *Science*, 314 (5802), 1088 -1090.

2

评判性思维与循证实践

安·E. 贝尔彻，PhD，RN，AOCN，ANEF，FAAN

泽拉·E. 科瑞—史蒂芬斯，PhD，RN

护理的本质鞭策着护理人员在提升患者护理的最佳实践中积极发挥作用。专业护理工作涉及判断力的运用，不牵涉判断力运用的护理只是纯技术工作（Coles，2002）。采取评判性的思维方式是做出专业性决策的前提。评判性思维在文献中有诸多定义，然而其过程的复杂性需要的不仅是定义，还有解释（Riddell，2007）。

Paul 和 Elder（2005）把评判性思维定义为让人经常能从更高层面进行思考的一项技能。它从条理性和全面性这两方面来改变传统的思考方式。评判性思维是对提问、寻求信息、分析、整合、从可获取信息中得出结论、把知识转化为行动的复杂认知过程（AACN，2008；Scheffer & Rubenfeld，2006）。它是一个动态的过程，奠定了临床推理与决策的基础，因而是循证实践（EBP）的重要组成部分。不管在哪种临床情景中，护理人员都有机会用所学的知识与技能为个体、家庭或群体提供有效护理（Dickerson，2005）。无论证据有何特点、来自何处，学会评判性思维都能培养员工开展 EBP 工作所需的技能和认知习惯（Profetto-McGrath，2005）。

Heaslip（2008）明确指出评判性思维在确保安全护理实践与护理质量中的重要作用："当从业者具备评判性思维时，他们会按照专业知识标准思考，熟练运用推理能力，努力培养和保持思维本质与思考习惯，并且能出色运用思维技巧与能力做出合理的临床判断和安全决策"（p. 834）。她进一步阐述了"像护理人员一样去思考"的意思："要像护理人员一样去思考，我们必须学习护理的内容——护理的观点、概念及理论，还要培养我们的知识与技能，这样我们才能成为训练有素、自我引导的评判性思维者"。

本章阐述了培养评判性思维需要的知识与技能，目标如下：

- 解释 EBP 与护理流程的相似点
- 区分评判性思维、推理、反思与判断
- 阐述这些技能如何影响证据评估与证据运用的决策
- 讨论评判性思维在实践问题、证据与转化（PET）流程中的作用

循证实践与护理流程

EBP 和证据组成在不断发展。护理人员是跨专业团队中的关键成员，是把最佳证据转化到患者护理中的重要参与者。有些护理技能需要强化，包括提出可解答的问题、收集并评判地评价证据、决定是否或如何将有关发现转化为实践。这些技能是做出明智决策和实施最佳护理实践的先决条件。

美国护士协会（The American Nurses Association，ANA）2010 年出版的《护理：实践的范围及标准》（Nursing：Scope and Standards of Practice）涵盖了护理流程的各个环节，从全面采集与患者身体状况或疾病有关的数据到评价干预措施的结果。此外，还包括如何综合最佳证据（包括研究结果）指导实践决策。

EBP 与护理流程的相似处显而易见——它们都是解决问题的方法。护理流程遵循以下问题解决步骤将护理实践结构化：评估、诊断、目标设定、计划、实施、评价。虽然人们普遍认为评判性思维是护理流程的固有内容，但这还没有实证证实（Fesler-Birch，2005）。护理流程的确要用到一些评判性思考技巧，如搜索信息与整合（评价）信息，从信息中获得结论（诊断），把知识转化到行动计划中（计划）。不过评判性思维的概念远远超出这套定义明确的流程。

医护人员利用约翰·霍普金斯护理循证实践（JHNEBP）模型的实践问题、证据和转化（PET）流程来安排 EBP 活动。护理人员提出一个目标明确的实践问题（Practice Question，PQ），搜索并评估相关证据（Evidence，E），把该证据转化到患者护理中并评估结果（Translation，T）。各阶段都需要一套类似的评判性思维技能，包括质疑、信息搜寻、整合、逻辑推理和知识转换。

Carper（1978）确定了护理的四种认知模式：经验式（护理的科学）、伦理式（护理行业规范）、个人式（从护理人员与患者间的人际关系中获取的知识）、美学式（护理的艺术）。每个模式都增加了实践可遵循的证据数量。在 Carper 的研究基础上，McKenna、Cutcliffe 和 McKenna（2000）提出了四种证据类型：

- 经验式：基于科学研究
- 伦理式：基于护理人员对患者价值观与偏好的了解和尊重
- 个人式：基于护理人员照顾个体患者的经验
- 美学式：基于护理人员的直觉、阐释、理解和个人价值观

正是对所有类型证据的收集与评判性评估，包括对证据本身和证据间彼此联系的分析，决定了护理人员在护理个体患者时是否采纳证据。

JHNEBP 模型把证据大体分为研究型和非研究型。科学（经验式）研究结果构成研究型证据，而非研究型证据则包括伦理式、个人式和美学式证据。JHNEBP 模型的本质其实是让医护人员在 PET 流程中发挥评判性思维来实现证据在实践中的审慎运用。

评判性思维、推理、反思与判断

随着新科技的涌现和文档与病例电子化的转变，当今的护理人员更侧重于以完成任务为主的工作方式，忽略了思考的过程，而只有刚毕业的护理人员才应以完成任务为重点。只关注完成任务会阻碍护理人员对护理对象、内容、地点、时间及原因的反思。忙于学习运用当今多样且无处不在的科技，经验丰富的护理人员或许都忽略了思考为什么。EBP 不仅指引护理人员思考原因，也引导他们回答问题并做出护理决策。

日益增加的工作复杂性与强度要求护理人员具备多种“更高级”的思维策略，不仅包括评判性思维，还有评判性推理、反思与判断（Benner，Hughes & Sutphen，2008，p. 1 – 88；见文本框 2. 1）。下面会逐一讨论这些概念及其在 EBP 中的适用性。

文本框 2. 1　评判性思维、推理、反思与判断的定义

概念	定义
评判性思维	明晰推论及其假设或前提的能力
推理	从观察、事实或假设中得出结论
反思	为特定经历创造意义并阐明意义的能力
判断	根据理由、证据、逻辑和理智做出判断或决定

评判性思维者在努力培养明晰推论及其假设或前提的能力，而采用推理的护理人员则从观察、事实或假设中得出结论或推论。所有推理都有目的，可能是尝试明白某事、回答问题或解决困难。推理是基于从特定观点衍生的假设，还有通过概念与想法

来表达和塑造的数据、信息和证据。得出结论和赋予数据含义所依据的推论或阐释是有意义及影响的（Paul & Elder，2005）。

反思是评判性思维中关键的认知机制，让护理人员能对特定的经历产生并阐明意义（Forneris & Peden-McAlpine，2007）。护理实践背景下的反思“被视为把潜意识类型的知识与实践转化为有意识、明确且逻辑清晰的知识与实践的过程，让清晰易懂、有理有据的临床决策成为可能”（Mantzoukas，2007，p. 7）。

判断是做出判定或决定的行为。基于理智和对事情的了解作出决定是良好判断力的体现。好的判断力是在理解和最佳感觉基础上做出决定。要培养评判思考的能力，护理人员必须培养根据理性思考、证据、逻辑和理智做判断的习惯（http://www.criticalthinking.org）。

护理技能、智性能力与循证护理

Bennr（2001）在其代表性著作《从新手到专家：临床护理实践的卓越与职权》（*From Novice to Expert*：*Excellence and Power in Clinical Nursing Practice*）中，把德瑞福斯技能习得模型（the Dreyfus Model of Skill Acquisition）（Dreyfus & Dreyfus，1986）应用到了护理人员的专业发展中。在从新手成长为专家的过程中，护理人员学会了如何把自己的直觉和专业能力相结合。也就是说，若想出色地完成护理工作，护理人员需要完善自身的评判性思维技能，实现经验和知识的融会贯通。Hawkins，Elder 和 Paul（2010，pp. 11－12）指出，进行评判性思考需要掌握通用知识性标准：

- 明确：阐述问题或举例
- 准确：核查事实；决定情况是否属实
- 精确：提供附加细节
- 关联：把证据与待解决问题相联
- 深度：解释特定情况的复杂性
- 广度：思索最显而易见的解决方法的替代方案
- 逻辑：根据具体情况判断行动是否审慎
- 重要性：决定要考虑的最重要问题
- 公平：公平地呈现其他观点

这些知识性标准是对问题、困难或情况进行合理推断时必须要考虑的方面”（p. 7）。具备这样的严谨思维对 EBP 团队成员是极为有用的。如果关于实践问题的某项陈述不明确，团队就无法判断其准确性或与实践问题的关联。同样，粗浅或是只呈现一种观点的解决方法无法用来应付大部分患者护理问题的复杂性。最后，得出一个有理有据的解决方案后，团队必须决定该方案对于特定患者群体的可行性。

护理尤其需要特定的认知技能来实现卓越的实践；培养这些技能是护理教育的一个重要方面（Taylor-Seehafer，Abel，Tyler，& Sonstein，2004）。认知技能包括以下内容：

- 发散思维：分析多种观点的能力
- 推理：区分事实与推测的能力
- 反思：斟酌与确定多维程序的时间
- 创造性：考虑多种解决方案
- 明确：找出相似性、不同性及假设
- 基础支持：评估信息来源的可信度

除了必要的护理知识与技能，从业者还须具备合理运用知识并使这些认知技能得以有效发挥所需的态度、素质和思维习惯（Profetto-McGrath，2005）。若要确定须具备哪些态度、素质和思维习惯，一种方法是确定有哪些智性美德是对评判性思维者极为有益的。（评判性思维基金会 Foundation for Critical Thinking，1996）。另一种方法是找出评判性思维者都表现出哪些思维习惯（Scheffer & Rubenfeld，2006）。表 2.1 罗列了这两套互补的特质。EBP 团队应对这些智性美德与习惯有所认识，谨防含糊、无条理或封闭性思维的陷阱。

表 2.1 评判性思维者的特质

评判性思维者的智性美德	评判性思维者的思想习惯
智性谦逊：意识到自己知识的不足	自信：肯定自己推理的能力
智性勇气：开明、公正地对待与自己不同的想法、观点或信念	情景视角：能够通观整个情境的能力
智性共鸣：意识到他人的需要，换位思考以达成真诚的理解	创造力：智性的创造力
智性正直：于人于己都使用同一套严格的证据和验证标准	灵活性：适应的能力
智性坚毅：即使在运用理性原则会遇到障碍的情况下也能意识到这么做的必要性	求知欲：通过深思熟虑的质疑和观察过程获得知识和见解

续表

评判性思维者的智性美德	评判性思维者的思想习惯
对推理的信心：确信每个人都能学会如何进行独立的评判性思考	智性正直：寻求真理，即使结果与自己的假设或信念相悖
思想平等：应以不偏不倚的态度对待所有观点	直觉：没有刻意使用推理即可感知
	开明：接受不同观点
	毅力：坚持向目标迈进的决心
	反思：为获取更深刻的见解与自我评估而反复思考

评判性思维能力的培养

培养护理学生及各级在职护理人员的评判性思维能力是护理教育者与护理管理者的首要目标（Eisenhauer，Hurley，& Dolan，2007）。大部分教育者都认为培养学生评判性思考是正规教育最渴求的目标之一（Abrami et al.，2008）。“这不仅包括思考某一特定学科领域内的关键问题，还要思考复杂的大千世界里日常生活中面临的社会、政治和道德的挑战”（p. 1102）。鉴于临床护理工作的不可预测性，护理人员要有以下能力：分析理解线索、权衡证据，合理、及时地应对不断变化的临床情况——尤其是需要立刻行动的情形。此外，EBP 团队在特定患者护理情境中评估整体证据适用性的时候也要运用评判性思维这一重要能力。

教育者可采用多种方式来引导和培训新入职的护理人员，无论他们是刚毕业或是已有丰富的经验。文献里给出了多种入职培训模式。有些教育者使用《从新手到专家》中的 Benner 模式作为培训框架，他们也许会问：“在什么阶段最适合培养学生评判性思维能力，让他们认识到循证实践的重要性?”还有“新护理人员或受训者开始学习这些技能后要过多久才能从中受益?”文献建议，培训评判性思维和习得这些技能最好是在新手发展阶段之后，因为在新手阶段，护理人员尚未能娴熟处理简单任务和分步程序的操作。在 Banner 模式中，循证实践所需的分析、反思和评判思维能力的培养都是在较后阶段。这些能力与其他评判性思维能力确实可以增加求知欲和对实践的质疑与探究，这些都是运用新知识的最佳途径。尽管如此，最好的可能方式是：在 Benner 模式的新人阶段让员工初步了解评判性思维与 EBP 的概念，以备他们在高级初学者或精通者阶段使用这些技能。鼓励护理人员提出问题有助于他们更透彻地了解自己的日常护理工作，以备改进，这就自然引领 PET 流程。

评判性思维与 PET 流程

在实践中运用证据分为一系列步骤。该部分描述了评判性思维在提出问题、证据和转化（PET）流程中各阶段的作用。

评判性思维与实践问题的提出

在 PET 流程中，EBP 团队首先要考虑全局，包括所关注现象的相关背景及环境，来确定问题的范围。在这一活动中，跨专业团队成员应用的智性习惯包括自信、创造力、灵活性、求知欲、智性坚毅与思想开明。提出一个可回答的实践问题决定了要收集的信息内容及搜索方向。提出一个架构良好的问题通常比回答问题更有挑战性（Schlosser，Koul，& Costello，2007）。本章前面引述的通用智识标准可以帮助团队判断问题、特定困难或情况推理的合理性（Paul & Elder，1996b），并有助于细化实践问题，使其更清楚、精准且切题。如果提出的问题不明晰或是基于错误的假设，它可能就无法准确反映团队关注的问题。如果问题不明确，它包含的细节可能就不足以使其成为一个可回答的问题。如果问题和关注点不切合，就会带来不能提供恰当答案的证据。实践问题必须有足够的广度和深度才能体现出护理的复杂性，但也不能太过宽泛，否则会造成证据检索难度过大、无法应对。

Schlosser，Koul 和 Costello（2007）建议，要确定提出架构良好的问题的程序并将其格式化，以显示与架构拙劣问题的不同。JHNEBP 模型运用了问题阐述工具表（见附录 B），将其作为确定问题范围和提出有效问题的指南。表 2.2 列述了这一工具的组成部分与评判性思维标准之间的联系。人群、干预、比较、结果（PICO）规范模板（Richardson，Wilson，Nishikawa，& Hayward，1995）可用来组织问题的阐述，详情见第四章。

表 2.2　实践问题阐述与评判性思维标准

实践问题组成部分	评判性思维标准与问题
实践的问题是什么？ 现行的实践是什么？	澄清：问题清楚吗？我们能给出一个例子吗？
是如何发现这一实践问题的？	准确：什么证据（定性或定量）支持这一问题或困难？采用了什么方法来证明证据的真实性？

续表

实践问题组成部分	评判性思维标准与问题
PICO 的组成部分有哪些？ ［患者/人群/问题、干预、与其他治疗措施的对比（如果适用）、结果］	确切：能找到关于此问题的更多信息吗？问题是什么？我们质疑的干预措施是什么？要和其他干预措施作比较吗？
以准确易懂的方式阐述探索问题。	精确：还能更具体些吗？
必须收集的证据有哪些？	切题：证据是如何与问题相联系的？我们是在处理与问题有关的最重要因素吗？
阐明搜索策略、数据库和关键词。	宽度：我们需要考虑其他观点吗？有其他看待这一问题的角度吗？

评判性思维与证据评价

PET 流程的证据阶段需要护理人员熟练掌握以下几种评判性思维技巧：搜寻信息、分析、阐释以及从信息中得出结论。团队可使用分级表来评判性地分析、综合、阐释证据。这些标准化的证据等级有助于区分证据的不同强度与质量。隐含的假定是根据优质、高强度证据提出的建议比基于质量与强度较低的证据提出的建议更有可能带来最佳实践。附录 C 是 JHNEBP 模型中用来决定证据强度的分级表。

研究型证据通常比非研究型证据的强度高，尤其是在有高质量的科学证据时。EBP 团队的护理人员需要运用评判性思维技巧评估科学研究，且评估从两大方面入手：研究设计（通常分为实验型、准实验型、非实验型和定性型）与研究质量（对研究方法与过程的评估）。护理人员在评估整体证据的概况时要考虑四个方面：研究设计、质量、一致性（所有研究的预期效应量和/或预期效应方向的相似处）和直接度（试验对象、干预措施与结果测量值的切题程度）（GRADE Working Group，2004）。第六章将详述研究证据的多种类型与其相应的证据强度等级。

由于患者护理中人与环境因素的复杂性，仅靠研究型证据不足以指导实践。在很多例子中，科学类证据要么不存在，不足以制订出适合特定患者、群体或系统的实践方式。非研究型证据也影响着护理知识的发展，大体包括研究证据报告、专家意见、从业者经验与技能、患者偏好和个人/机构经验的总结。非研究型证据强度的临床评估标准不如科学证据的完善，因此评估难度也更大。非研究型证据不属于科学领域，故其重要性较低，也很少有人会去考虑如何评估这类证据。不同种类的非研究型证据在第七章有详述。

任何 EBP 技能的发展都是一个演进的过程。许多人认为评判性思维是“终身过程，需要自觉、知识和实践”（Brunt，2005）。JHNEBP 模型根据粗略定义的质量评级表来建立工作架构，但让团队在回顾证据时能运用基于团队知识与经验的评判性思维技巧。该评级表还考虑到适用于研究型和非研究型证据的定性判断。

EBP 团队应一直从相对性的角度来判定证据的质量，为回顾的每项证据确定质量级别。构成这一决定的判断与每位成员回顾过的新、旧证据整体情况有关。随着团队及每位成员阅读与评价研究的经验增长，他们的能力与判断力也会提高。

评判性思维与转化

对护理人员而言，参加 EBP 项目的挑战是把每种证据转化到护理决策之中。团队不仅要为证据的强度和质量评级，还必须判断所给决策与患者价值观、偏好与临床医护人员技能的兼容性（Melnyk & Fineout-Overholt，2006）。

运用评判性思维是为了评估信息可信度、解决问题以做出最佳决策（Halpern，1996）。这需要灵活性、毅力与自觉。评判性思维促使护理人员从其他的角度思考问题、采取不同的方式行动。Maudsley 和 Strivens（2000）提出，一位合格的从业者必须使用评判性思维技能评估证据，在以实事求是的态度看待科学证据的同时也要持有适度的质疑态度。这是护理人员在执行循证实践转化阶段必需的工作。

给护理管理者的建议

尽管本文并未在护理流程的背景中探讨评判性思维的一些要素，但显而易见的一点是，评判性思维对护理工作至关重要。因此，诸多护理认证机构把评判性思维看作“本科与硕士阶段的一项重要学习成果”（Ali，Bantz，& Siktberg，2005）。此外，像提问、分析、综合以及从信息中得出结论这些评判性思维技巧，肯定是护理人员制订重要循证实践决策的有益技能。

Senge（1990）指出，团队学习（即团队为学习和解决问题进行的互动）是学习型组织必不可少的一部分，在这样的组织中领导者会持续培养组织未来所需的能力。培养护理人员执行 EBP 项目的能力对护理管理者来说有重大战略意义，所以领导者的当务之急是确保护理人员掌握必要的知识和技能，使他们能获取到有价值的证据并予以判断。

成功实现循证实践文化转型的一个方法是运用团队互动学习理念（Sams，Penn，& Facteau，2004）。随着 EBP 团队积累起越来越多的证据评价经验，他们转化证据的积极性也越来越高。因此，护理人员需要对研究型与非研究型证据的性质有清楚的了解。

护理管理者支持 EBP 的最佳方法如下：培养临床医护人员掌握必要的知识与技能，以利于提出可回答的问题；以非研究型证据为背景搜索和评估科学证据及其他定性与定量证据；确定转化证据的可行性。临床医护人员只有通过不断积累经验、持续学习，才能在制订规范与护理标准以及护理个体患者时有把握应用各类证据。护理教育者也可以在护理课程中加入培养 EBP 技能的内容，丰富护理人才储备，使护理管理者能够从中挑选有深厚 EBP 教育背景的雇员。

总结

在当今不断变化的医疗环境中，护理人员必须随时了解现有研究领域的最新动态，这样才能提供具有专业性的服务。而让护理工作人员把全部精力花费在了解与自己工作有关的所有研究动态上显然是不切实际的。护理人员的专业教育知识和实际经验指导着他们的大部分工作。

日常护理活动中会出现需要解决的临床问题。许多 EBP 项目都是因为这些问题而发起，护理人员和他们的跨专业同事进行的评判性思考也促进了问题的解决。正如 Scheffer 和 Rubenfeld（2006）给出的生动评论："结合评判性思维的特点培养循证实践能力，这种做法证明了评判性思维不只是停留在理论层面，而是可以在现实世界中得以应用（p. 195）"。

参考文献

Abrami，P. C.，Bernard，R. M.，Borokhovski，E.，Wade，A.，Surkes，M. A.，Tamim，R.，& Zhang，D.（2008）. Instructional interventions affecting critical thinking skills and dispositions：A stage 1 meta-analysis. *Review of Educational Research*，78（4），1102－1134.

Ali，N. S.，Bantz，D. & Siktberg，L.（2005）. Validation of critical thinking skills in online responses. *Journal of Nursing Education*，44（2），90－94.

American Association of Colleges of Nursing（AACN）.（2008）. The essentials of baccalaureate education for professional nursing practice. Washington, DC: AACN.

American Nurses Association (ANA). (2010). *Nursing: Scope and standards of practice.* Washington, DC: ANA.

Benner, P. E. (2001). *From novice to expert: Excellence and power in clinical nursing practice.* (Commemorative edition). Upper Saddle River, NJ: Prentice Hall.

Benner, P., Hughes, R. G., & Sutphen, M. (2008). Clinical reasoning, decision making, and action: Thinking critically and clinically. In R. G. Hughes (Ed.), *Patient safety and quality: An evidence-based handbook for nurses.* (Prepared with support from the Robert Wood Johnson Foundation.) AHRQ Publication No. 08 - 0043. Rockville: MD: Agency for healthcare Research and Quality, April 2008.

Brunt, B. A. (2005). Critical thinking in nursing: An integrated review. *The Journal of Continuing Education in Nursing*, 36 (2), 60 - 67.

Carper, B. (1978). Fundamental patterns of knowing in nursing. *Advances in Nursing Science*, 1 (1), 13 - 23.

Coles, C. (2002). Developing professional judgment. *Journal of Continuing Education*, 22 (1), 3 - 10.

Dickerson, P. S. (2005). Nurturing critical thinkers. *The Journal of Continuing Education in Nursing*, 36 (2), 68 - 72.

Dreyfus, H. L., & Dreyfus, S. E. (1986). *Mind over machine.* New York, NY: The Free Press.

Eisenhauer, L. A., Hurley, A. C., & Dolan, N. (2007). Nurses' reported thinking during medication administration. *Journal of Nursing Scholarship*, 39 (1), 82 - 87.

Fesler-Birch, D. M. (2005). Critical thinking and patient outcomes: A review. *Nursing Outlook*, 53 (2), 59 - 65.

Forneris, S. G., & Peden-McAlpine, C. (2007). Evaluation of a reflective learning intervention to improve critical thinking in novice nurses. *Journal of Advanced Nursing*, 57 (4), 410 - 421.

Foundation for Critical Thinking. (1996). Valuable intellectual virtues. Retrieved from http://criticalthinking.org/resources/articles/

GRADE Working Group (2004). Grading quality of evidence and strength of recommendations. *British Medical Journal*, 328 (7454), 1490 - 1498.

Halpern, D. F. (1996). *Thought and knowledge: An introduction to critical thinking.* Mahwah, NJ: Erlbaun.

Hawkins, D., Elder, L., & Paul, R. (2010). *The thinker's guide to clinical reasoning.* Foundation for Critical Thinking Press.

Heaslip, P. (2008). Critical thinking: To think like a nurse. Retrieved from http://www.criticalthinking.org/pages/critical-thinking-and-nursing/834.

Mantzoukas, S. (2007). A review of evidence-based practice, nursing research, and reflection: Leveling the hierarchy. *Journal of Clinical Nursing* (Online Early Articles) 214 – 223.

Maudsley, G., & Strivens, J. (2000). 'Science,' 'critical thinking', and 'competence' for tomorrow's doctors. A review of terms and concepts. *Medical Education*, 34 (1), 53 – 60.

McKenna, H., Cutcliffe, J., & McKenna, P. (2000). Evidence-based practice: Demolishing some myths. *Nursing Standard*, 14 (16), 39 – 42.

Melnyk, B. M., & Fineout-Overholt, E. (2006). Consumer preferences and values as an integral key to evidence-based practice. *Nursing Administration Quarterly*, 30 (2), 123 – 127.

Paul, R., & Elder, L. (1996b). The critical mind is a questioning mind. Retrieved from http://criticalthinking.org/resources/articles/

Paul, R., & Elder, L. (2005). *The miniature guide to critical thinking: Concepts and tools.* Dillon Beach, CA: The Foundation for Critical Thinking.

Profetto-McGrath, J. (2005). Critical thinking and evidence-based practice. *Journal of Professional Nursing*, 21 (6), 364 – 371.

Richardson, W. S., Wilson, M. C., Nishikawa, J., & Hayward, R. S. (1995). The well-built clinical question: A key to evidence-based decisions. *ACP Journal Club*, 123 (3), A12 – A13.

Riddell, T. (2007). Critical assumptions: Thinking critically about critical thinking. *Journal of Nursing Education*, 46 (3), 121 – 126.

Sams, L., Penn, B. K., & Facteau, L. (2004). The challenge of using evidence-based practice. *Journal of Nursing Administration*, 34 (9), 407 – 414.

Scheffer, B. K., & Rubenfeld, M. G. (2006). Critical thinking: A tool in search of a job. *Journal of Nursing Education*, 45 (6), 195 – 196.

Schlosser, R. W., Koul, R., & Costello, J. (2007). Asking well-built questions for evidence-based practice in augmentative and alternative communication. *Journal of Communication Disorders*, 40 (3), 225 – 238.

Senge, P. M. (1990). *The fifth discipline: The art and practice of the learning organization.* New York: Doubleday.

Taylor-Seehafer, M. A., Abel, E., Tyler, D. O., & Sonstein, F. C. (2004). Integrating evidence-based practice in nurse practitioner education. *Journal of the American Academy of Nurse Practitioners*, 16 (12), 520 – 525.

第二部分

约翰·霍普金斯护理循证实践模型与指南

3

约翰·霍普金斯护理循证实践模型与流程概述

桑德拉·L. 德尔霍尔特, MS, RN

循证实践（EBP）是当下所有医护专业人员必备的核心能力（IOM, 2003）。它要求学术界和实践领域的领导者调整教育和实践环境来推进循证实践，培养持续探究的精神，并在实践中使用最佳证据。选择一种 EBP 模型能够促进证据的采纳，使循证实践深植于组织。本章的目标是：

- 描述约翰·霍普金斯护理循证实践模型
- 向临床护士与护理领导者介绍 PET 流程（实践问题、证据和转化）：一种引导护士开展 EBP 各阶段工作的工具

约翰·霍普金斯护理循证实践模型

约翰·霍普金斯护理循证实践模型（JHNEBP；见图 3.1）描绘了奠定护理学专业的三大重要基石：实践、教育和研究。

实践是所有护理活动的基本组成部分（Porter-O'Grady, 1984），反映了护理人员将所知向所做的转化。实践界定了患者接受的护理服务范围，包括相关人员、内容、时间、地点、原因和方法（美国护士协会 American Nurses Association [ANA], 2010）。实践是医疗卫生服务机构不可或缺的组成部分。

教育反映的是构建专业知识、保持能力水平所需的护理知识与技能的习得。

研究能产生新的专业知识、推动基于科学证据的实践发展。护士不仅“依靠证据来指引他们的政策与实践，也把证据作为量化护理人员对医疗消费者健康结果影响的

方法”（ANA，2010，p. 22）。

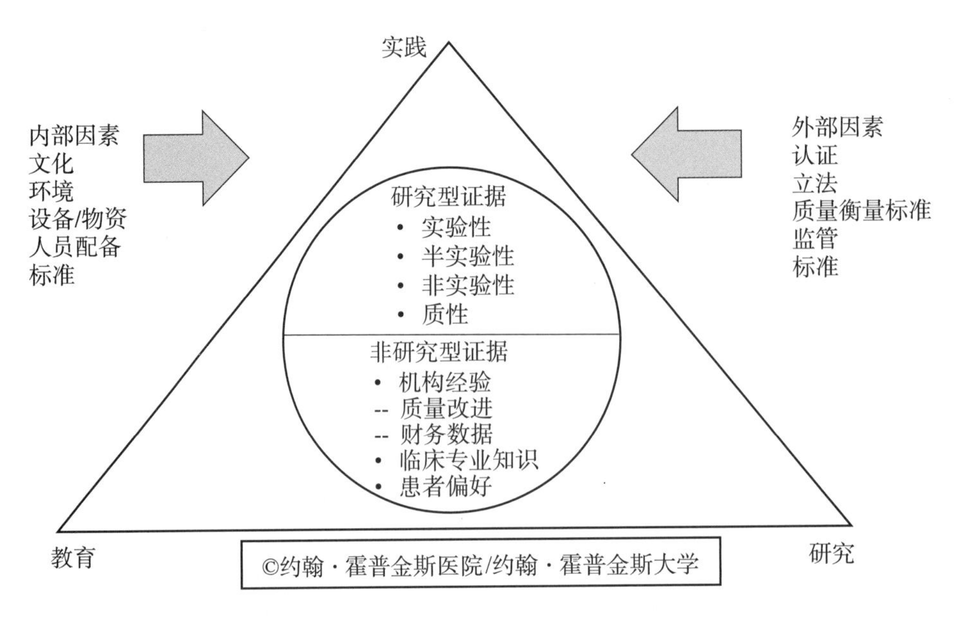

图 3.1　约翰·霍普金斯护理循证实践模型

护理实践

护理人员遵守并执行专业护理机构订立的标准。如，ANA 在 2010 年根据护理程序确立了六项护理实践（范围）标准（见表 3.1）和十项专业绩效标准（见表 3.2）。不只是 ANA，专科护理机构还针对特定患者群体确立了护理标准。这些护理标准的共同点是都界定了实践范围，设立了绩效评价预期，为患者和家属的护理服务提供指导。由于这些标准对护理实践提出的预期范围较广，故医疗卫生服务机构在应用时需结合自身的制度、常规和规程进行预期转化。在实践转化的过程中，护士应对当前实践基础提出质疑，通过循证方式验证或改变现行的护理实践。传统护理实践所依据的制度、常规和规程通常都没有证据支撑（Melnyk，Finout-Overholt，Stillwell，& Williamson，2009）。而现在，循证护理已是专业护理机构的标准要求，也是机构追求磁性认证所使用的磁性模型的重要组成部分之一（Reigle et al.，2008）。

磁性模型（见图 3.2）包含五大关键维度：（a）转换型领导力；（b）结构性授权；（c）模范的专业实践；（d）新知识、创新和改进；及（e）实证结果。为提供转换型领导力，护理领导者应具备远见、影响力、临床知识和专业技能（Wolf，Triolo & Ponte，2008）。他们注重创造支持持续质疑当前护理实践、转化现有知识和拓展新知识等EBP活动的愿景和环境。通过结构性授权，护理领导者鼓励专业人员自主参与确立最佳实践，使用EBP流程改进实践。磁性机构认为模范的专业实践是指维持强效的专业实践模型；与患者、家属和跨学科团队成员间有良好的合作关系；关注患者和员工安全的系统改进。新知识、创新和改进对磁性机构提出挑战，激励机构设计新的照护模式，将现有的和新的证据应用于实践，为护理学科做出显著贡献（美国护士认证中心American Nurses Credentialing Center［ANCC］，2011）。此外，机构在评估护理质量时必须高度重视实证结果。在EBP流程中还可利用质量改进结果、财务分析和项目评价等数据资料来解答EBP问题。

表3.1 美国护士协会实践标准

1. 评估：系统持续全面地收集所有与患者健康和/或病状相关的资料。必要时使用循证评估方法或工具，如循证跌倒评估工具、疼痛分级评分法或伤口评估工具。
2. 诊断：分析收集到的评估资料，提出诊断或识别问题。
3. 确定预期结果：明确针对某患者或某种情况制订的个体化计划的预期效果。在确定预期结果的过程中应综合考虑相关风险、益处、成本、现有科学证据、病情发展预估及临床专业技能。
4. 计划：制订照护计划，即提出达到预期结果的干预策略和备用方案的确立过程。计划整合了现有科学证据、趋势和研究。
5. 实施：实施确定的照护计划，包括与患者个体、家属、其他重要相关方和照料者开展适当的合作，确保照护计划实施的安全、及时、切合实际。使用针对诊断或问题的循证干预措施或治疗方案。
    a. 协调合作：协调/组织并记录照护计划。
    b. 健康教育与健康促进：使用策略来增进健康、营造健康的环境。
    c. 咨询：具有硕士学历的专科护士或高级实践注册护士（APRN）提供咨询建议，帮助完善照护计划、提高他人能力和促成改变。
    d. 护嘱权和治疗：考虑到医疗消费者的全面医疗需求，高级实践注册护士有权开具循证处置、疗法及操作。
6. 评价：实现结果的进程，包括根据照护计划和进度安排，对与结构和过程相关的结果进行系统、持续和基于标准的评价。

表 3.2 美国护士协会专业绩效标准

1. 伦理道德：护理服务要维护和捍卫医疗消费者的人身自由、尊严、权利、价值观与信仰。
2. 教育：获取当前护理实践所需的知识与能力。参与继续教育活动。致力于终身学习，为满足学习与个人成长的需求而不断自我反省和探究。
3. 循证实践与研究：通过运用包括研究结果在内的现有循证知识，整合证据与研究结果，运用于实践并指导实践。
4. 实践质量：致力于优质护理，通过质量改进活动，以认真负责、合乎道德的方式记录护理过程，实施创造性和创新性的措施改进护理服务。
5. 沟通：在所有实践领域中以多样化的形式进行有效沟通。
6. 领导力：在专业实践环境和专业内成为领袖人物。
7. 合作：在护理实践工作中与医疗消费者、家属等相关方合作。
8. 专业实践评价：根据专业实践标准与指南、相关条例与法规来评价个体的护理实践。
9. 资源利用：合理利用资源来规划和提供安全、有效及收费合理的护理服务。
10. 环境健康：保证实践方式安全环保。根据科学证据来判断某种产品或治疗对环境是否有威胁。

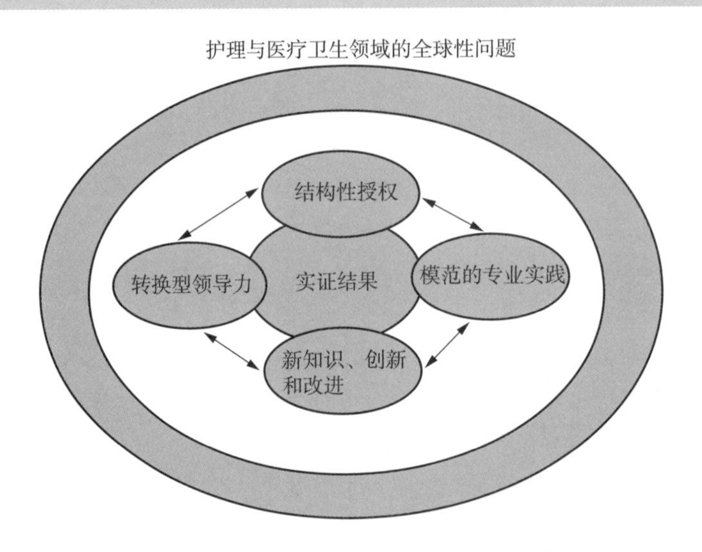

图 3.2 美国护士认证中心磁性模型组成

护理人员作为跨学科团队的一部分，能为其创造确立 EBP 问题、评价证据、提升评判性思考能力、推动实践改变、促进专业发展等各种机会的能力对机构取得磁性认证至关重要。事实证据显示，参与 EBP 流程的护理人员因促进了循证护理实践的改变而感到自己拥有了更多的自主权、工作满意度更高。如果实践改变所遵循的证据是经过跨学科 EBP 团队评价的，那么改变就更容易被机构和其他学科接受。

护理教育

护理教育始于基础教育（通常是准学士或学士学位），学生主要学习基本护理技能与知识、自然与行为科学、职业价值观、行为和态度。高等教育（硕士或博士学位）则要求学生不仅要扩充理论知识、精进操作，而且要能在特定实践领域达到专业化。高等护理教育体现为越来越强调应用研究和其他类型证据来影响或改变护理实践及卫生服务体系。

包括研讨会、专题交流会、工作坊和在职培训等在内的继续教育需要与时俱进，能够传授新知识、技术和技能，或能够持续提高护士的临床能力。医疗卫生领域的复杂性与技术性与日俱增，没有人能完全知道安全有效照护的最佳方式，也没有哪个学位课程能提供整个职业生涯所需的全部知识。鉴于此，医疗卫生服务机构对护理人员的基本要求是终身学习、持续的胜任力（IOM，2011）。终身学习不只是个人的学习，也是跨学科、合作式且以团队为导向的学习。例如，可以让护士和医学生一起接受模拟仿真和网络培训，学习有关角色、职责、有效沟通、冲突解决和共同决策的内容，培养他们的合作意识，为毕业后能在以患者为中心的团队中开展高效工作做好准备。此外，跨学科教育还被认为能加强以下方面的合作：实施政策、改进服务和促进团队解决超越单一学科能力的复杂问题（IOM，2011）。

护理研究

护理研究借助定性和定量的系统方法与 EBP 方法来研究和改进患者照护、照护系统和疗效。虽然人们普遍认同最佳实践是基于经过合理科学证据验证的决策，但事实上，现有研究向护理实践的转化速度却很慢。很多护士多少都受到所谓的“知识蠕变（Knowledge Creep）”现象的影响，在此过程中他们根据有限的研究结果和口口相传的知识逐渐意识到改变实践的必要性（Pape & Richards，2010）。为护理人员在临床实践中使用证据创造良好的架构与支持有助于缩小证据与实践间的差距（Oman，Duran，& Fink，2008）。护理领导者应支持与鼓励护士熟练掌握护理研究并善于利用护理研究创造新知识、引导实践并促进优质的患者结局。为实现这一目标，机构应通过以下方面建立强大的基础设施保障：培训师资，开展技能建设项目，提供财务支持、电脑使用权和可及的研究咨询服务。

JHNEBP 模型——核心

约翰·霍普金斯护理 EBP 模型的核心是证据。证据的来源包括引导实践、教育和研究的研究型与非研究型证据。研究能提供最高级别的证据来引导护理实践的决策。但是，研究型证据回答的是特定情况下的特定问题，因此其结果不一定适用于其他临床情景或患者群体。在将研究型证据转化为实践之前，护理人员应审慎地考量研究的类型、结果的一致性、支持该结果的研究数量、研究本身的质量、研究结果与临床实践情景的关联度以及实施研究结果的益处和风险。

在许多情况下，与特定护理实践问题相关的研究或许有限，所以护理人员应检验和评价其他非研究型证据来源，如临床实践指南、文献综述、国家和地方专业机构的建议、法律法规、质量改进资料和项目评估。上述内容加上专家意见、临床护士的专业判断和患者偏好，构成非研究型证据的来源。患者访谈、焦点小组、患者满意度调查都是与患者偏好相关的证据。现在的患者越发积极主动地参与到自己的医疗卫生服务决策中，因此临床护士有必要探索患者的需求，帮助他们找到准确信息并支持他们做出相应的决策（Krahn & Naglie，2008）。即便有最佳证据，患者的价值观、信仰和偏好也会影响他们对治疗的依从性。

内部和外部因素

JHNEBP 模型是一个各部分相互联系的开放式系统。实践、教育和研究不仅受证据的影响，还受机构内外部因素的影响。外部因素包括认证机构、立法、质量衡量标准、规章和标准。认证机构（如国际联合委员会 The Joint Commission、美国康复机构认证委员会 Commission on Accreditation of Rehabilitation Facilities）要求机构达到并维持高标准的实践和质量。立法与监管机构（地方、国家与联邦的）通过制订法律法规来保护公众，保障他们获取安全优质健康照护服务的权益。机构的违规违法行为会对自身产生不利影响，最常见的是财务问题。监管机构包括美国联邦医疗保险与医疗补助服务中心（the Centers for Medicare and Medicaid Services）、美国食品药品监督管理局（Food and Drug Administration）和各州护理委员会。各州护理委会员负责监管护理实践，执行《护士实践法案》（Nurse Practice Acts）以保护公众健康。质量衡量标准（结果与疗效资料）和专业标准为评价现有实践、识别需改进或改变的空间提供衡量标准。美国护士认证中心（The American Nurses Credentialing Center）的磁性认证项目（Magnet Recognition Program®）确立了评定机构护理质量和护理卓越程度的标准。此外，医疗机构也受许多外部利益相关方的影响，如医疗卫生服务网络、特殊利益集团/机构、供应商、患者及其家属、社区和第三方支付。虽然外部因素多种多样，但一个共同趋势是各方都希望医疗服务机构能基于合理证据进行标准化实践。

内部因素包括组织文化、价值观和信仰；实践环境（如领导力、资源配置、患者服务、组织使命和优先事项、可获得的技术以及图书馆资源）；设备和物资；人员配置；机构标准。

机构中执行 EBP 需要：

- 一个相信 EBP 能带来最优患者结果的组织文化
- 领导者对各层级的强有力支持，合理分配必要资源（人力、技术和财务）的出色领导力，以维持过程的顺利进展
- 把 EBP 融入实践标准和工作职责说明的明确期待

对患者人群、医疗卫生服务机构和内外部因素的认识和评价是在机构内成功实施并维持 EBP 工作的关键。

JHNEBP 流程：实践问题、证据和转化

JHNEBP 流程分为实践问题、证据和转化（PET）三个阶段（见图 3.3），共有 18 个步骤（见附录 D）。流程的开端是识别实践困难、问题或疑虑。这一步尤其关键，因为问题的提出方式决定了流程的其余步骤。通过问题陈述来确立和提炼实践问题后，检索证据并进行评价和综合。根据证据综合的结果判断证据是否支持改变或改进实践。如果资料支持改变，就开始证据转化，计划、实施并评价实践改变。转化的最后一步是向患者、家属、员工、医院利益相关方传播实践改变的成果，如合适也可以向地方和全国的社区进行传播。

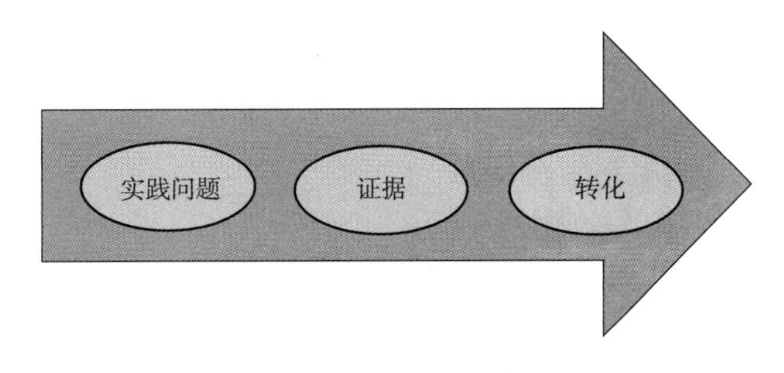

图 3.3 JHNEBP PET 流程：实践问题、证据和转化

实践问题

该流程的第一阶段（步骤1～5）包括组建团队和确立一个可回答的EBP问题。跨学科团队审查实践问题，确立及提炼EBP问题，并且判定其范围。《项目管理指南》（见附录A）可作为指导团队工作和衡量项目进度的参考工具。该工具明确了以下步骤。

步骤1：招募跨学科团队

EBP流程的第一步是组建跨学科团队，审查特定的实践问题。招募与问题相关的成员十分重要。当成员们对解决某个实践问题感兴趣且愿意付出时，团队合作的效果通常会更好。临床医护人员（或一线员工）是关键成员，因为他们大都对所遇问题、问题产生的背景和影响拥有第一手资料。团队成员也可以包括其他利益相关者，如临床专家（护理或药剂部门）、委员会或辅助部门成员、内科医生、营养师、药剂师、患者和家属。他们能够提供某学科的专业知识或见解，使团队对问题形成全面的认识，进而提出最相关的实践问题。团队规模以6～8人为宜，以便于安排会议和最大化提高成员的参与度。

步骤2：确立并提炼EBP问题

下一步是确立并提炼临床、教育或管理方面的EBP问题。团队一定要投入必要的时间来认真确定实际问题（详见第四章）。他们需要明确现状和所追求的未来状态之间的差距——换言之，团队现在的所见所感与预期的所见所感之间的差距。团队应该用不同的方式表述问题，听取团队外人士的反馈意见，了解大家对实际存在的问题是否有不同意见、问题表述是否准确反映了实践困难。在质疑问题的假设、从多角度看待问题以及获取反馈上投入的时间永远是值得的。未正确界定问题会枉费检索和评价证据的努力，无法为团队提供实现预期结果所需的知识。

此外，提出具体精确的问题还能让证据检索更有针对性且易于管理。如，“阻断耐甲氧西林金黄色葡萄球菌（MRSA）传播的最佳方法是什么？”这一问题极其宽泛，可以包含所有实践情景中的多种干预措施。相比之下，一个更准确的问题是：“预防成人重症监护病房MRSA传播的最佳环境策略是什么？”这把问题精确到了环境干预措施，如病房清洁；年龄层限定在成人；实践场所限定在重症监护室。PET流程使用的是PICO助记符号（Sackett，Straus，Richardson，Rosenberg，& Haynes，2000）来描述明确某临床问题的四大要素：（a）患者、人群或问题；（b）干预措施；（c）与其他干预措施的比较和；（d）可测量的结果（见表3.3）。

表 3.3 PICO 要素的运用

患者、人群或问题	团队成员经过严格审查明确特定的患者、人群或与患者/人群相关的问题，如年龄、性别、种族、病情、疾病和场所
干预措施	团队成员确定需检测的特定干预措施或方法，如临床干预、教育、自我护理和最佳实践
与其他干预措施的比较（若适用）	团队成员确定干预措施的对照组，如现行实践或另一种干预措施
结果	团队成员明确干预措施实施后的预期结果。结果必须包含能反映实践改变后效果的衡量标准

《问题发展工具》（见附录 B）引导团队明确实践问题、审查现行实践、找出选择该问题的方法和原因、限定问题范围并运用 PICO 格式提炼 EBP 问题。该工具表可帮助团队明确要检索的证据来源和可能适用的检索词，并制订检索策略。需要注意的是，在检索和阅读证据获得大量信息的过程中，EBP 团队可以回头进一步提炼 EBP 问题。第四章将进一步探讨发展和提炼 EBP 问题的细节。

步骤 3：明确 EBP 问题范围，确定涉及的利益相关者

EBP 问题可以是针对机构内个体患者、特定患者群体或全体患者人群的护理。

明确问题的范围有助于团队确定 EBP 项目涉及且需要了解项目进展的个人和利益相关者。利益相关者是指与问题有个人或专业利益关联的个人或组织（美国医疗保健研究与质量局 Agency for Healthcare Research and Quality，2011）。利益相关者可以包括各种临床和非临床工作人员、部门和机构的领导、患者及家属、保险付费方或政策制订者。确定并纳入合适的 EBP 团队成员、确保关键利益相关者知情可有助于实践变革的成功。团队应该考虑 EBP 问题是针对单一病房、服务或部门，还是涉及多个部门。如果是后者，EBP 团队则需要从更广泛的群体中招贤纳士，囊括所有问题涉及部门的代表。相关部门的关键领导也应及时了解团队工作的最新进展。当问题范围涉及多个学科（如护理、医学、药剂、呼吸疗法）时，团队也应纳入这些学科的相关人士。

步骤 4：确定项目负责人的职责

为 EBP 项目指定项目负责人是项目成功的关键因素。项目负责人不仅要协助、推动流程进展，还应具备相当的 EBP 理论知识并在领导跨学科团队方面有着丰富的经验和出色的表现。项目负责人若熟悉组织结构和实施组织变革的政策，则更有助益。

步骤 5：安排团队会议日程

准备第一次 EBP 团队会议很有挑战，工作内容包括：

- 预订空间足够大的会议室供团队讨论
- 通知团队成员带好各自的日程表，便于安排后续会议
- 指派一位成员记录会议要点和团队决策
- 跟踪管理重要物品（如 EBP 工具表的复印件、备用纸张、白板等）
- 指定项目文件存放处
- 建立流程进度安排表

证据

PET 流程的第二阶段（步骤 6～10）。第二阶段是检索、评价并综合可获得的最佳证据。团队根据结果提出改变实践的建议。

步骤 6：检索内部和外部证据

团队成员确定要检索的证据类型（见第五章）和负责检索并将结果反馈给委员会进行审议的成员。获得卫生信息专员（图书管理员）的帮助至关重要，这样既能节省时间，又能保证检索工作全面、切题。除了图书馆资源，其他证据来源还包括：

- 临床实践指南
- 质量改进资料
- 专业机构的立场声明
- 内部和外部专家意见
- 监管、安全或风险管理数据
- 社区标准
- 患者和员工调查及满意度数据

步骤 7：评估每项证据的等级与质量

在这一步，团队借助《研究型证据评价工具》（见附录 E）与《非研究型证据评价工具》（见附录 F）评估研究型与非研究型证据的等级和质量。每个评价工具表都包含一组判断证据类型、等级和质量的问题。PET 流程使用五级证据分级表，其中 I 级证据为最高等级，V 级证据为最低等级（见附录 C）。根据工具表中的问题，每项证据可被

评为高质量、质量良好、低质量或存在重大缺陷。团队需评价每项证据并判断其等级和质量，剔除低质量或存在重大缺陷的证据。《单项证据总结工具》（见附录 G）记录团队对每项证据的评价，包括作者、出版日期、证据类型、样本、样本量、来源机构、有助于回答 EBP 问题的研究发现、局限性、证据级别和质量。第六、七章将对证据评价展开详细讨论。

步骤 8：总结单项证据

团队统计回答 EBP 问题的各级别（I 级 ~ V 级）证据（来源）的总数并记录在《综合与建议工具》（见附录 H）中。在评价级别旁的总结栏中填入回答 EBP 问题各级证据的相关发现。

步骤 9：综合证据的总体强度和质量

团队接着决定各级证据（I 级 ~ V 级）的总体质量，并记录在《综合与建议工具》（见附录 H）中。团队在综合证据确定总体的强度和质量时要考虑这些方面：（a）级别；（b）数量；（c）所有证据结论的一致性；（d）对群体和情境的适用度。团队可以使用单项证据质量的评价标准作为判断总体质量的依据。决定总体强度和质量是一个既主观又客观的过程。EBP 团队应该投入必要的时间来审慎地评价证据，并就总体强度和质量达成一致。参阅第六、七章和附录 I 可获取更多证据综合的信息。

步骤 10：基于证据综合，整理出变革的建议

基于对证据的整体评价与综合，团队需考虑将证据转化为实践的可行途径，在提出建议时有四种常见的转化途径（Poe & White，2010）：

- 证据有说服力，结果一致，支持实践改变
- 证据良好，有一致的结果来支持实践改变
- 证据良好，但结果有冲突，不一定支持实践改变
- 证据不存在或不足以支持实践改变

根据选择的转化途径，团队决定是根据建议实施改变还是考虑进一步调查（见表 3.4）。团队在《综合与建议工具》中列出建议，认真考虑改变所带来的益处和风险。强烈建议在全面实施改变前先进行试点研究（小样本量），以免发生意外。

表 3.4　EBP 项目的转化途径

	证据			
	有说服力，一致	良好，具有一致性	良好，但有冲突	不充足无
根据建议实施改变？	是	考虑试点改变	否	否
需要进一步调查？	否	是，尤其是打算广泛推广应用的项目	是，考虑定期评审新证据或开展研究	是，考虑定期评审新证据或开展研究
风险—益处分析	益处明显大于风险	益处可能大于风险	益处可能大于或小于风险	信息不足以做出决定

资料来源：转载自 Poe 和 White，2010。

转化

在该流程的第三阶段（步骤 11 ~ 18），EBP 团队确定实践的改变对目标情境的可行性、适当性及适用性。团队创建行动计划，实施并评价改变，并与机构内外部合适的人员交流结果。

步骤 11：决定转化途径建议的适用性、可行性和适当性

团队与有关机构领导、床边医护人员和其他所有受实践改变影响的利益相关者交流并获取反馈，以确定改变是否可行、适当且符合特定的实践情境。他们要审查实施建议的风险和益处。他们也必须考虑开展变革所需资源的可及性以及组织的准备程度（Poe & White，2010）。即使有强有力高质量的证据，EBP 团队在实施改变时也依然会遇到困难。例如，某 EBP 团队审查肠内营养管首次置管后确定置管位置的最佳方法，证据表明 X 线检查是唯一百分之百确定置管位置的金标准。EBP 团队建议在肠内营养管置管操作规程中加入置管后行 X 线检查。虽然向临床领导和其他利益相关者展示了证据，但机构最终并未采纳这项建议。因为有人担心这么做会导致患者产生不良反应和增加医疗费用（建议的适当性），还有人担心这么做会延缓工作流程以及员工是否有时间来做这项额外的 X 线检查（建议的可行性），而风险管理数据也缺乏与肠内营养管放置不当有关的事故发生率统计。因此，在权衡利弊后，机构认为该改变目前不合时宜。

步骤 12：创建行动计划

当建议适合于对机构，团队制订实施改变的计划。计划的内容包括：

- 制订（或改变）与 EBP 问题相关的常规、指南、临床路径、系统或流程
- 制订详细的时间表，给成员指派实施改变的分工（包括评价过程和汇报结果）
- 征求机构领导、床边医护人员和其他利益相关者的反馈意见

总之，在制订实践改变的行动计划时，团队必须考虑相关人员 、内容、时间、地点、方式及原因。

步骤 13：确保行动计划执行的支持与资源

团队需要认证考虑实施行动计划所需的人力、物力和财力资源。获取部门和机构领导支持并与其密切合作有助于 EBP 行动计划的顺利开展。

步骤 14：实施行动计划

团队在实施行动计划时应确保和所有项目涉及的工作人员及利益相关者做好口头和书面的沟通，包括开展实践改变、实施方案和评价过程方面的培训。EBP 团队成员应该及时解答和解决实施过程中遇到的任何问题或困难。

步骤 15：评价结果

团队根据《问题发展工具》（见附录 B）列出的预期结果，评价实际结果与预期间的差距。尽管团队理所当然地渴望获得积极结果，但意外结果常常也提供了学习的机会，团队也应该审查其发生的原因，从而了解是否需要调整实践方法或实施流程，并进行再评价。如需要进行持续的结果测量、评价和汇报，评价工作也可以整合到机构的质量改进过程中。

步骤 16：向利益相关者汇报结果

团队向有关机构领导、床边医护人员和所有其他利益相关者汇报结果。分享有利和不利的结果有助于传播新知识、产生新的实践或研究问题。从利益相关者处获取有价值的反馈有利于攻克项目实施的屏障，帮助制订改进不良结果的策略。

步骤 17：确定后续步骤

EBP 团队回顾项目的整个流程和结果，思考总结可以分享的经验教训，以及需要采取的附加步骤。这些经验教训或步骤包含产生来源于项目实施过程的新问题、开展进一步的研究、增加培训、使用新工具、撰写关于流程或结果的文章、准备在专业会议上做大会交流或海报展示。出现无证可循的问题时，团队可开展新的研究计划。如在步骤 11 中讨论的用 X 线检查确定肠内营养管置管位置的例子，团队在建议被拒后决定设计一项研究，探讨比色二氧化碳检测仪在确定置位置中的应用效果。

步骤18：传播成果

流程的最后一步需要组织给予大力支持，但却常遭忽略。EBP项目成果至少也要在机构内部宣传。根据EBP问题涉及的范围和结果，决定是否在机构外推广传播结果，如在学术期刊上发表文章或在专业会议上进行成果展示。

总结

本章介绍了JHNEBP模型和PET流程的步骤。已有各种教育水平的护理人员在导师与机构的支持下成功使用了该流程。他们发现该流程能帮助他们更好地理解当前护理干预的根据，并基于证据来实施改变（Newhouse，Dearholt，Poe，Pugh，& White，2005）。

参考文献

Agency for Healthcare Research and Quality.（2011）. *Engaging stakeholders to identify and prioritize future research needs.* Retrieved from http：//www. effectivehealthcare. ahrq. gov/index. cfm/search-for-guides-reviews-and-reports/？pageaction＝displayproduct&productid＝698

American Nurses Association.（2010）. *Nursing：Scope and standards of practice.* Washington，DC：Author.

American Nurses Credentialing Center.（2011）. *Announcing the model for ANCC's magnet recognition program.* Retrieved from http：//www. nursecredentialing. org/Magnet/ ProgramOverview/New-Magnet-Model. aspx

Institute of Medicine.（2003）. *Health professions education：A bridge to quality.* Washington，DC：The National Academics Press.

Institute of Medicine.（2011）. *The future of nursing：Leading change，advancing health.* Washington，DC：The National Academics Press.

Krahn，M.，& Naglie，G.（2008）. The next step in guideline development，incorporating patient preferences. *Journal of the American Medical Association*，300（4），436－438.

Melnyk，B. M.，Fineout-Overholt，E.，Stillwell，S. B.，& Williamson，K. M.（2009）. Igniting a spirit of inquiry：An essential foundation for evidence-based practice. *American Journal of Nursing*，109（11），49－52.

Newhouse，R.，Dearholt，S.，Poe，S.，Pugh，L.，& White，L.（2005）. Evidence-based practice. *Journal of Nursing Administration*, 35 (1), 35 – 40.

Oman, K. S. , Duran, C. , & Fink, R. (2008). Evidence-based policy and procedure. *Journal of Nursing Administration*, 38 (1), 47 – 51.

Pape, T. M. , & Richards, B. (2010). Stop "knowledge creep." *Nursing Management*, 41 (2), 8 – 11.

Poe, S. S. , & White, K. M. (2010). *Johns Hopkins nursing evidence-based practice: Implementation and translation.* Indianapolis, IN: Sigma Theta Tau International.

Porter-O'Grady, T. (1984). *Shared governance for nursing: A creative approach to professional accountability.* Rockville, Maryland: Aspen Systems Corporation.

Reigle, B. S. , Stevens, K. R. , Belcher, J. V. , Huth, M. M. , McGuire, E. , Mals, D. , & Volz, T. (2008). Evidence-based practice and the road to Magnet status. *Journal of Nursing Administration*, 38 (2), 97 – 102.

Sackett, D. L. , Straus, S. E. , Richardson, W. S. , Rosenberg, W. , & Haynes, R. B. (2000). *Evidencebased medicine: How to practice and teach EBM.* Edinburgh: Churchill.

Wolf, G. , Triolo, P. , & Ponte, P. R. (2008). Magnet recognition program: The next generation. *Journal of Nursing Administration*, 38 (4), 200 – 204.

第三部分

实践问题、证据和转化（PET）

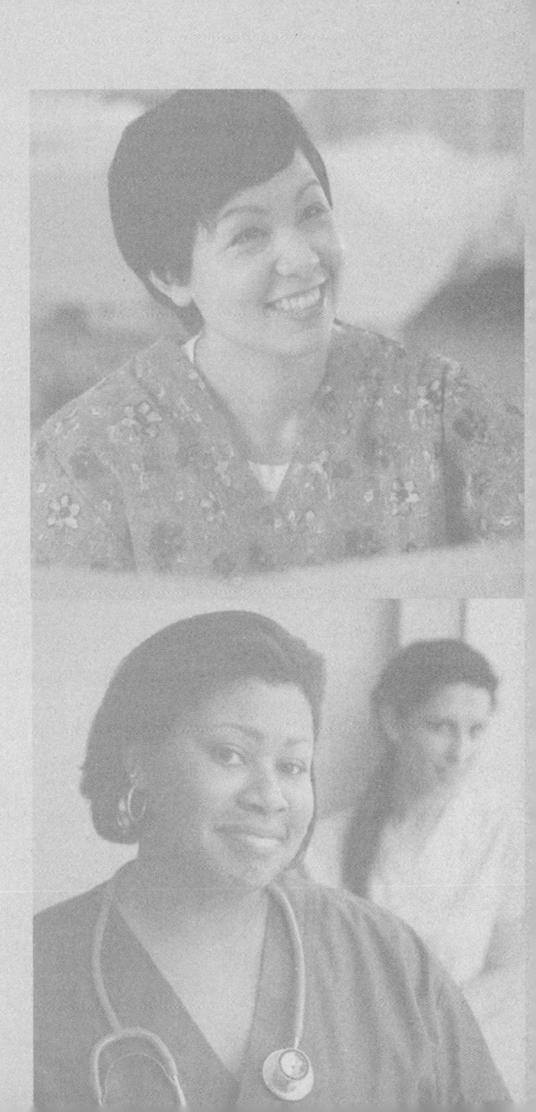

4

实践问题

罗宾·P. 纽豪斯，PhD，RN，NEA-BC，FAAN

史蒂芬妮·S. 珀尔，DNP，RN

实践问题通常来自临床护士、护理管理者和护理教育者在日常工作中遇到的困难。能够解决问题的证据以纸质或电子媒介为载体，包括系统综述、整合性综述、文献综述、指南等证据摘要。本章讲述了循证护理（EBP）流程的第一阶段——提出实践问题，目标是：

- 明确组建 EBP 团队的步骤
- 讲解如何明确适合用 EBP 方法解决的实践问题
- 描述如何运用 PICO 框架来确立一个可回答的 EBP 问题

EBP 研究的实践问题阶段包括五个操作步骤。第一步是为审查一个特定的实践疑问或困难组建一支跨学科团队。其余步骤需团队合作完成：确立和提炼 EBP 问题，明确问题范围、确定项目负责人和团队成员的职责。约翰·霍普金斯护理循证实践模型（JHNEBP）《问题发展工具》（见附录 B）为该阶段提供指导。

跨学科 EBP 团队

EBP 团队中有合适的跨学科代表对团队的成功至关重要。根据问题涉及的范围应招募不同的团队成员。假设问题是术后低体温管理，则需要麻醉和手术科室的代表参与。在确定项目应纳入哪些个体或团体时，不管他们是以团队成员还是利益相关者的身份参与项目，都可以预先设想建议会如何实施执行，当前实践受影响会有哪些人。

EBP 团队的成员必须具备与正在探究的实践问题相关的专业知识，通常是指对选定患者人群的照护有重要作用的护士、医生和其他专业人员。如团队的 EBP 问题是化疗患者呕吐的最佳管理实践，团队应纳入护士、药剂师和肿瘤科医生。一般来说，团队由 6~8人组成，这样既能保证效率又能确保团队具备足够的专业知识。团队成员必须同意参加会议、评议和展示证据、参与证据综合、提出实践建议、协助并拥护团队决策。从未执行过 EBP 项目的团队可以聘请一位有经验的导师，协助他们做好第一个项目。

组建好团队并准备开始 EBP 流程时，成员们需要选出一位项目负责人。项目负责人负责组织会议、管理项目、明确表达团队的建议、控制实施过程。项目负责人需制订一份例会计划表让成员能够预留时间，这有时是 EBP 项目运作过程中最具挑战性的部分。保证项目顺利完成的关键是制订切合实际的进度安排表，并选择不与临床工作需求相冲突的会议时间和地点。若非提前 2 个月通知，很难让班次、工作日和岗位不同的成员确定统一的会议时间。有时团队会在关于质量改进、制度和流程评议或其他专业职责的例会上抽出部分时间讨论 EBP 项目。

有些团队会为提炼实践问题安排预备会议，然后花一到两天（每天 8 小时）评价证据、提出实践建议。也可以每月安排 4 小时作为团队会议时间，或者每隔一周开两小时的会，持续五次来完成这些任务。为保证工作进度，尽可能每周或者每两周会面一次。推迟会议时间会影响到团队的士气。

发现实践问题

跨学科团队成员开启任务的第一步是阐明实践问题。这是关键的一步，因为所有后续行动和决策都是基于问题阐释的明晰度。通常情况下，团队会从找到实践疑虑的答案开始，如：

- 有证据表明这种疗法有效吗？
- 这种实践能否帮助患者？
- 为什么我们怎么做，我们应该这样做吗？
- 有没有什么方法能让这种实践更有效率或更加节约成本？

实践问题的来源很多。Titler 等学者在两部经典著作中（1994，2001）指出了问题的两大来源：问题聚焦触发和知识聚焦触发。问题聚焦触发是指工作人员在对质量、风险、不良事件、财务或基准数据的日常监控中发现的问题。知识聚焦触发是指通过阅读发表的报告或在研讨会、专业学术会议上学习新知识的过程中发现的问题（见表 4.1）。

表 4.1 循证实践的问题来源

触发器	证据来源
问题聚焦	经济问题 对现行实践证据的质疑 质量问题（效率、实效性、时效性、公平公正、以患者为中心） 安全或风险管理问题 患者不满、员工不满或机构结果欠佳 与外部机构相比实践不统一 同一情境中实践不统一
知识聚焦	新的证据来源 标准或指南的改变 新的护理哲学 机构标准委员会提供的新信息

问题也可来自机构内反复出现的问题或优先事项，抑或是效果可疑的实践。临床问题可以是解释同一患者群体产生不同结果的原因。如，为何有些重症监护室（ICU）的患者会得呼吸机相关性肺炎，而其他 ICU 患者却没有？可能的原因是护士、病房或机构外的同行采取了不同的实践。实践问题的来源有无数种可能，开展 EBP 项目有很大的潜能去改善患者健康、系统架构或教育方面的结果。重要的问题是指会导致伤害、引起不满或耗费过多资源的问题。团队在开始 EBP 项目前应认真思考这些重要问题，弄清解决哪些实践问题能产生最大的效益，把时间和精力花在解决这类问题上。

团队要先在 JHNEBP 的《问题发展工具》（见附录 B）中明确陈述实践困难或问题——这是确立可回答的 EBP 问题的前提，据此提出实践问题。花时间简明、扼要地阐释问题有助于构建精准的 EBP 问题。目标是将知识需求转变为一个可回答的问题。表 4.2 为确立 EBP 问题提供了具体策略和相应例子。

表 4.2　确立 EBP 问题的策略

策略	原理
从知识差距而非解决方法的角度来表述问题： “不知道全膝关节置换患者出院后疼痛管理的最佳策略是什么”而非“患者出院后需要更好的疼痛管理策略”	使团队了解其他可能更有效的解决方法
陈述问题而非问题的表象： “40% 的全膝关节置换患者在出院后抱怨他们无法管理疼痛”而非“全膝关节置换患者在出院后不满意”	使团队了解问题的实际情况、规模和范围，而不会因问题的表象偏离重点
准确描述所见和想见之间感知到的差距： “患者对出院后疼痛管理的满意度为 36%，而国家基准为 85%”	使团队评估现状和展望未来：困难得以解决、风险得以预防、新证据得以采纳、空缺得以填补
批判性地审查问题，确保最终能明确陈述真正的问题： “患者是否明白他们的疼痛管理给药方案?”而非“患者有无遵从疼痛管理给药方案?”	使团队有时间收集信息、观察、聆听和探究，以确保真正了解问题
提出澄清性的问题： “这些患者何时感觉疼痛？诱因是什么？他们多久服用一次止痛药?”	采用“为什么”等问法来了解真正的困难是什么
避免把问题归咎于外力，或是将注意力集中在错误的方面。 不要推脱责任，如“患者不遵从疼痛药物治疗的医嘱”或“护理人员没有正确教育患者服用止痛药的重要性”	保持团队在明确 EBP 问题时专注于流程和系统问题
换一种方式陈述问题： “40% 的全膝关节置换患者在出院后的疼痛管理方面满意度较低”	使用不同的动词可以帮助澄清问题
挑战你的假设。 团队假设患者拿到了止痛药处方，并按医嘱正确服药。 “该假设正确吗?”	帮助团队避免臆断，对日常工作中被认为是理所当然的事宜保持质疑精神

续表

策略	原理
拓展和缩小问题范围： “对出院后疼痛管理的不满是否是对住院期间总体不满的一部分？”或“对出院后疼痛管理的不满是否有多重原因，如无法负担止痛药费用或害怕对止痛药产生依赖？”	帮助团队理解该问题是某个大问题的一部分还是由多个小问题组成
假设多种解决方案： “全膝关节置换患者出院后疼痛管理的最佳实践有哪些？”而非“全膝关节置换患者出院后疼痛管理的最佳实践是哪个？”	帮助团队确定多种解决方案，从中挑出与目标人群最相符的方案

团队在明确实践问题后需要描述当前的实践方式，这有助于找出导致问题发生的特定流程，并确定基线数据。

此后，团队明确问题的焦点（临床护理、护理教育或护理管理），并记下如何识别出该问题。最好用《问题发展工具》记录下这些信息。

确定困难的范围（个体、群体或系统/机构）是团队的下一项任务。该问题会影响到哪些人？问题发生在哪儿？问题何时表现出来？根据问题的范围确定有哪些利益相关者需要被告知或参与项目。

循证实践项目需要时间、获取证据的渠道、EBP 技能、专家指导和领导者的支持。因此不是所有问题都适合用 EBP 模型和流程来解决。应选择在质量流程、结果和/或成本效益上会有高回报的问题。在开始 EBP 项目并投入必要的时间和资源之前，先考虑以下问题：该项目的实践改变能否改进临床结果、病房的工作流程或是提升患者或护士的满意度？能否降低护理成本？考虑到当前特定实践情境中的文化、实践方式和组织结构，该潜在的实践改变是否可行？

如果该问题非常重要，并且提出的解决方案有可能会改善护理质量，那么团队接下来要做的就是提出一个聚焦的问题。

确立实践问题

就实践问题的性质和范围达成一致意见后，EBP 团队为解决某一临床护理、护理管理或护理教育的难题确立一个可回答的问题。

背景和前景问题

EBP 问题有两种类型——背景问题和前景问题（Sackett，Rosenberg，Gray，Haynes，& Richardson，1996；Sackett，Straus，Richardson，Rosenberg，& Haynes，2000）。背景问题是普遍的最佳实践问题，宽泛且会生成大量需要评审的证据，例如，“对于有药物滥用史的患者的疼痛管理，有哪些最佳护理干预措施?”该问题会衍生与药理学、替代疗法、行为契约、止痛药物医嘱开具和管理偏好的相关证据。与背景问题相关的证据通常反映了问题的“科学现状”，从而能导向一个提炼的前景问题。

前景问题更聚焦，其中包括具体的对照组：“哪一个能更有效改善有药物滥用史的患者的疼痛体验，是签订行为契约还是设定一个共同的目标?”前景问题则会衍生出一个适用于 EBP 问题的非常精练、限定的证据体系。

当 EBP 团队提出背景问题时，证据评审会很复杂。将问题的各组成部分分解为数量合适的前景问题有助于团队安排 EBP 项目工作。基于实践问题的各部分提出有关的前景和背景问题。如，实践问题是老年住院患者的跌倒发生率较高，背景问题可以是：“预防老年住院患者跌倒的最佳实践有哪些?”而一个合适的前景问题可以是：“哪一种实践对降低跌倒致损伤更有效：床铃还是每小时查房?”

确立一个可回答的 EBP 问题

通过缜密思考来确立一个结构良好的 EBP 问题十分重要，因为这决定了后续的证据检索策略。EBP 问题尽可能具体明确，有助于确定和缩小检索词，进而减少检索证据的时间，提高检索的准确性。问题越明确，EBP 项目也越聚焦，证据评审与实践问题的相关度和敏感性也越高。这也有助于清晰地界定目标人群，如年龄、性别、种族、诊断和病程，从而合理计划建议的转化（第五章讲述了使用关键词进行证据检索）。

构建可回答的 EBP 问题的一种有用的格式是患者、干预、比较和结果（Patient，Intervention，Comparison，and Outcome ，PICO） （Richardson，Wilson，Nishikawa，& Hayward，1995）。PICO 使问题有清晰的结构，有利于识别核心关键词进行证据检索。

患者、人群或问题

简明描述患者、人群或问题。包括患者或人群的类型及情境。考虑如年龄、性别和/或症状等属性。

干预措施

干预可以是治疗方法，临床、教育或管理的干预措施，护理程序，护理措施，教育策略或评估方法。

与其他干预措施的比较

判断是否有对照组存在。这项干预能否和其他干预比较？不是所有问题都有对照组，尤其是背景问题。对现行实践方法的描述可作为对照组。

可测量的结果

确定相关结果。结果可能包括生活质量、治疗结果改进、不良事件发生率降低、患者安全提升、成本降低或患者满意度提高。结果总是包括测量结果的标准、测量与报告结果的频率。

表 4.3 举例说明如何用 PICO 提出前景问题。问题是："对于外周静脉留置的 20 ~ 50 周岁成年外科住院患者，用生理盐水和肝素冲管哪种更能保持 48 小时以上的静脉导管通畅率和降低静脉炎发生率？"

表 4.3　PICO 前景问题举例

P：患者、人群或问题	成年住院手术患者（患者），年龄在 20 到 50 周岁、外周静脉留置（人群）
I：干预	使用生理盐水冲管
C：比较	使用肝素冲管以保持静脉导管通畅
O：结果	48 小时以上的静脉导管通畅率提高，或静脉炎发生率降低 10%

团队可以在 JHNEP 的《问题发展工具》上记录初始 EBP 问题。随着证据评审工作的进行，团队可以不断修改问题。团队还可以在该工具上记录可能的检索词和待收集的证据类型以便讨论。

总结

本章介绍了适合用 EBP 方法解决的实践问题的多种来源。要经过深思熟虑再开始 EBP 项目的第一阶段，这点至关重要。此阶段的最终目标是由一支合适的、有能力高效完成流程的跨学科团队来确立一个结构良好的实践问题。

参考文献

Richardson, W. S., Wilson, M. C., Nishikawa, J., & Hayward, R. S. (1995). The well-built clinical question: A key to evidence-based decisions. *American College of Physicians*, 123 (3), A12 – A13.

Sackett, D. L., Straus, S. E., Richardson, W. S., Rosenberg, W., & Haynes, R. B. (2000). *Evidencebased medicine: How to practice and teach EBM*. Edinburgh: Churchill.

Sackett, K. L., Rosenberg, W. M., Gray, J. A., Haynes, R. B., & Richardson, W. S. (1996). Evidence based medicine: what it is and what it isn't. *British Medical Journal*, 312 (7023), 71 – 72.

Titler, M. G., Kleiber, C., Steelman, V., Goode, C., Rankel, B., Barry-Walker, J., Small, S., & Buckwalter, K. (1994). Infusing research into practice to promote quality care. *Nursing Research*, 43 (5), 307 – 313.

Titler, M. G., Kleiber, C., Steelman, V. J., Rakel, B. A., Budreau, G., Everett, ··· Goode, C. J. (2001). The Iowa model of evidence-based practice to promote quality care. *Critical Care Nursing Clinics of North America*, 13 (4), 497 – 509.

5

检索证据

艾米莉·蒙切尔，RN，CPN

克里斯蒂娜·L. 薇辛格，MS，MLIS

信息素养能力的发展需要护理人员具备护理文献方面的知识和检索文献的能力。“对于亟待解决的临床问题，寻找相关证据的最佳也是最常用的方式是经常浏览参考书目和全文数据库（如任何电子形式的记录集合）和阅读其中收录的学术期刊上登载的最新研究（Fineout-Overholt，Nollan，Stephenson，& Sollenberger，2010，p. 39）”。研究显示，积极提高护理人员的信息素养能力以及使用这些能力的信心对理解和运用研究有直接影响，对保持有效的终生学习至关重要，同时也是循证实践的先决条件（Shorten，Wallace，& Crookes，2001）。

证据的检索资源非常丰富，包括万维网（World Wide Web，WWW）和各种私有数据库。信息爆炸加大了医护工作者、研究者、教育者和决策者每日处理相关可及文献资料的难度。然而，与过去几年相比，循证临床资源却让医疗信息的检索更加快捷方便。本章的主要内容是：

- 描述关键信息格式
- 基于可回答的问题确定检索步骤
- 提供常用的信息和证据检索资源
- 提供检索策略技巧
- 建议评价检索结果的方法

关键信息格式

护理学科为循证护理提供了大量的研究数据和资源，循证护理本身也在不断发展变化（Collins，Voth，DiCenso，& Guyatt，2005）。循证文献的来源有很多，需要护理人员都铭记于心。文献检索是 EBP 流程的重要环节。如果护理人员只检索单一资源、数据库或期刊，他们很可能会遗漏重要证据。检索不仅让护理人员的临床实践更充实，还丰富了他们的检索经验，知道如何找到与护理工作相关的重要证据。

理想情况下，在检索解决临床或患者照护问题的证据时，护理人员应先从综合了患者信息的电子病历开始，从中快速发现合适的检索词（Straus，Richardson，Glasziou，& Haynes，2011）。如果没有电子病历系统，护理人员就必须通过其他资源来找到支持实践的证据。证据分为三大类：转化文献、证据总结和原始证据。

转化文献指经过许多研究和分析后被转化为临床实践指南的循证研究结果。它包括实践指南、常规、标准、临床路径、临床创新、循证照护中心、同行评议的期刊和书目数据库。转化文献的来源有美国国立临床诊疗指南数据库（National Guideline Clearinghouse，NGC）、乔安娜·布里格斯研究所的最佳实践信息册（the Best Practice Information Sheets of the Joanna Briggs Institute）、护理及健康相关文献累积索引（the Cumulative Index to Nursing and Allied Health Literature，CINAHL 数据库）和 PubMed（本章随后会提供获取此类资源的信息）。

证据总结包括系统综述、整合性综述、Meta 分析（荟萃分析）、Meta 综合（综合集成）和证据综合。证据总结汇总了经过识别、挑选和批判性评价的相关研究文献，并使用恰当的统计分析或解释性分析方法总结研究结果。循证总结可以在图书馆馆藏目录、在线藏书合辑和在线资源中找到，如 PubMed、CINAHL、Cochrane 图书馆、Joanna Briggs 研究所和 DARE 数据库（the Database of Abstracts of Reviews of Effectiveness，疗效评价摘要数据库）。医院管理者和病案管理人员可以从卫生管理全文数据库（Health Business Full Text）获得质量改进和财务信息的来源。

原始证据是在与患者或对象直接接触的过程中采集到的资料，包括医院数据、临床试验、同行评议的研究期刊、会议报告和摘要、专论以及数据集的总结，如美国联邦医疗保险与医疗补助服务中心的最小数据集（Centers for Medicare & Medicaid Services Minimum Data Set）。包含原始证据的数据库有 PubMed、CINAHL、医学文摘数据库（Excerpta Medica Database，EMBASE）、图书馆馆藏目录和机构知识库。医院管理者可从美国医疗保健费用与利用项目（the Healthcare Cost and Utilization Project，HCUP）中获取卫生统计数据及医院住院患者和急诊科的信息。

可回答的问题

确立实践问题并把它表述为一个可回答的 EBP 问题后（见第四章），就要开始检索证据，步骤如下：

1. 识别 EBP 问题所包含的可检索的关键词并列在《问题发展工具》（见附录 B）中。也包括关键词的任何同义词或相近词。

2. 确定最能回答 EBP 问题的证据类型，列出相应的出处。在哪些数据库里能找到解决问题的最佳信息？

3. 制订检索策略。

4. 评价检索结果的有效性、权威性及可用性。

5. 根据需要调整检索策略。

6. 在《问题发展工具》中详细记录检索策略（检索词、限定条件、检索年份），储存检索结果。

EBP 检索举例

寻找证据的第一步是从 EBP 问题中选择可检索的关键词。团队使用《问题发展工具》确定实践问题，并借助 PICO 确定检索问题。

例如，思考以下问题："在成人急性护理场所中，与跌倒致重伤相关的危险因素有哪些？"可以用的检索词有跌倒、危险因素、成人和急性护理场所。表 5.1 阐述了如何用 PICO 格式来锁定这些词。此外，像医院、损伤、移动护理设施这样的附加词，以及和预防跌倒相近或有关的词语都可以使用。

表 5.1 PICO 示例：跌倒致损伤的相关危险因素

P（人群、情境）：	急性护理场所中的成人
I（干预）：	识别跌伤的危险因素
C（比较）：	（不适用）
O（结果）：	跌倒致重伤的情况减少

团队在设定检索词时需要考虑问题相关的全部情况。如，“干预”是护理中的常用词汇，它涵盖了护理人员在照顾患者时的所有活动。但用“护理干预”检索文献太过宽泛，应该针对具体的干预措施进行检索。接着上面的“跌倒致损伤的相关危险因素”例子讲，可能的干预措施包括“药物”“设备”和“地面铺设”。表5.2举例说明了如何根据具体的EBP问题确立一个可回答的问题和相应的检索策略。

表5.2 “给药过程中分心和中断事件”的检索策略

问题	
医院的质量改进委员会发现给药错误事件增多，护士指出分心和被中断是最大的影响因素。病房员工不知道在工作环境中有哪些最佳措施可以防止给药过程中的分心和中断。	
PICO	
P（人群、情境）：	住院部护士
I（干预）：	识别并控制环境里导致分心和中断给药的事件
C（比较）：	现行实践
O（结果）：	分心和中断给药的情况减少
可回答的问题	
“帮助住院部护士认识并控制给药过程中导致分心和中断给药的事件的最佳实践有哪些?”	
初始检索词	相关检索词
医院人员（Hospital Personnel）	护士、医生（Nurses，Physicians）
分心（Distraction）	医务人员（Health Personnel）
给药错误（Medication Errors）	注意力（Attention）、中断（Interruptions）
用药管理（Medication Administration）	

选择信息和证据检索资源

选择好检索词后，EBP团队可以确定包括该主题信息的高质数据库。该部分简要综述护理和医学领域核心 EBP 数据库的特色。

CINAHL

护理及健康相关文献累积索引（CINAHL）数据库涵盖了护理、生物医学、替代或补充医疗以及 17 个健康相关学科。CINAHL 收录逾 3000 种期刊，包括超过 230 万条记录，覆盖美国国家护理联盟和美国护士协会（ANA）的所有英文护理期刊和出版物。此外，CINAHL 也含有医疗卫生保健专著、护理学位论文、精选会议论文集、实践标准和书本章节。除法律案例、临床创新、临床路径、药物记录、研究工具和临床试验外，CINAHL 还包括 70 多种专业期刊的全文。

CINAHL 还提供一份名为“CINAHL 主题词”的受控词表，使检索更精确、更准确。“MH”代表“精确主题词”，“MM”代表“精确主要主题词”。在 CINAHL 里还可以使用出版物类型、年龄、性别和语言等限定条件缩小检索结果。针对前文所述的 PICO 例子，在 CINAHL 里可以这样检索：主题词栏输入（MH“Distraction 分心”）AND（MH“Medication Errors”用药错误）连同关键词“Distraction 分心”和“Medication Errors 用药错误”。检索式即 [（MH“Distraction 分心事件”OR distraction 分心）AND（（MH“Medication Errors 用药错误”）OR“Medication Errors”]。

MEDLINE 和 PubMed

MEDLINE 和 PubMed 经常交换使用。但团队要切记它们并非完全一样。PubMed 除了包含 MEDLINE，还能检索到未被 MEDLINE 收录的文献和 PubMed Central 直接提供的文献。

在美国国立医学图书馆（the National Library of Medicine）PubMed 界面可免费使用 MEDLINE 数据库，其中收录了 1800 多万条生命科学期刊上发表的文献文摘，主要是关于生物医学方面。MEDLINE 最显著的特点是有一份全面的受控词表：医学主题词表（MeSH）。MEDLINE 的每条记录都会经过生物医学领域的专业索引管理人员审核。索引管理人员会为每条记录指定一个恰当的 MeSH 主题词，保证检索结果更精确，剔除因采用偶然提及的关键词而检索到的不相关文献。图书馆界有这么一句俗语：“进去的是垃圾，出来的也是垃圾。”MeSH 则能去除“垃圾”，即不相关的文章。

在 PubMed 中检索给药过程中分心的 PICO 案例，可以用 MeSH 检索“用药错误 Medication Errors”[MeSH]。MeSH 中没有“distractions 分心事件”这个主题词，但可以将它当作关键词检索。也可以考虑使用相关 MeSH 词条“注意力 Attention”[MeSH]。检索式即（“Medication Errors 用药错误”[MeSH] OR “medication errors 用药错误”[所有字段（All Fields）]）AND（“Attention 注意力”[MeSH] OR distraction 分心”[所有字段]）。

PubMed 也包括临床咨询检索（Clinical Queries），其中有预置的循证过滤器。临床咨询检索通过过滤器从治疗、诊断、病因、预后和临床预测指南这五个临床研究类别中搜索主题相关信息。临床咨询检索也包括系统综述的检索过滤器，可将检索词与过滤指令结合，把检索结果限定为系统评价综述、Meta 分析、临床试验综述、循证医学、大会共识和指南。

Cochrane 图书馆

Cochrane 图书馆由多个数据库组成，其中包括最著名的 Cochrane 系统综述数据库。作为国际公认的医疗卫生领域的循证金标准，Cochrane 综述汇集了预防、治疗和康复等方面的效果评价。他们也评估特定条件下针对特定患者群体和情境的诊断试验的准确度。目前收录的系统综述超过 4500 篇，研究方案计划书多达 2000 篇。Cochrane 网站免费提供系统综述的摘要，但浏览全文需要缴纳订阅费。可向医学图书馆员询问是否有 Cochrane 图书馆的访问权限。

制订检索策略及使用免费资源

本小节将讲述制订可靠的检索策略的必要组成部分。数据库各有特点，因此制订检索策略所用的组成部分也会不同，不是每个检索策略都会用到所有的组成部分。本小节末尾列出了一些免费可靠的资源及从中可获取的内容。记得向本地医学图书馆咨询，看看还能获得哪些额外资源。

确立检索策略的关键要素

在确定解决问题所需的检索资源后，EBP 团队可以开始制订检索策略。请牢记要根据不同的数据库调整检索策略。先把问题分解为不同的概念，选择描述这些概念的关键词和词组，确定合适的受控词汇。使用布尔运算符（AND、OR 和 NOT）合并或排除概念。切记词语的拼写变化和必要时进行条件限定。注意，前面部分给出的 PubMed

和 CINAHL 检索式的例子即是使用布尔运算符 AND 和 OR 来组合的。

使用 OR 来连接与同一概念相关的关键词和受控词汇：（“Attention 注意力”［MeSH］ OR 分心 distraction）。用 AND 合并两个不同的概念：（“Attention 注意力”［MeSH］ OR distraction 分心） AND （“Medication Errors 给药错误”［MeSH］ OR “medication errors 给药错误”）。

制订完整的检索策略需要完成以下步骤：

1. 尽量使用受控词汇。受控词汇是用于识别索引或数据库中的概念的特定术语。受控词汇可以确保检索结果的一致性、减少由于同一概念有多种不同名称而造成的歧义问题。此外，受控词汇还有助于减少检索列表中的不相关项，从而提高关键词检索的准确度。有名的受控词汇表包括 MEDLINE（PubMed）的 MeSH 和 CINAHL 的 CINAHL 主题词。护理措施分类（Nursing Interventions Classification，NIC）和护理结局分类（Nursing Outcomes Classification，NOC）两个词表可能在护理领域更为人所熟知。

2. 使用布尔运算符。布尔运算符即 AND、OR 和 NOT。用 OR 可以连接关键词、词组和受控词汇表。用 AND 可以合并所有的检索概念。用 NOT 可以排除关键词和词组；要谨慎使用这一运算符，避免排除与主题相关的内容。

3. 使用不同的拼写进行详尽的检索。切记，即使都是英文文献，美国和英国的文献也有不同的拼写。如，英式英语用 Ss 代表 Zs，OUs 代表 Os，举两个具体例子：organisation 对应 organization，behaviour 对应 behavior。

4. 酌情使用限定条件。大部分数据库都有设置限定条件的页面。PubMed 和 CINAHL 允许对年龄、性别、种族、发表日期和语言进行限定。限定文献类型有助于挑选出最高级的证据：Meta 分析、实践指南、随机对照临床试验和类实验研究。

免费资源

大部分数据库都要求支付订阅费，但有些在线资源是免费的。表 5.3 列出了互联网上可免费获取的高质资源。咨询当地医学或公共图书馆，了解有哪些资源可用。医学图书馆管理员很了解可及资源及各个资源的功能，能够协助检索证据并提供宝贵的个人指导。大胆寻求帮助！唯一愚蠢的问题是那个没问出口的问题。

表 5.3　免费在线资源

资源	网址
Joanna Briggs 研究所（Joanna Briggs Institute，JBI）	www. joannabriggs. edu. au
谷歌学术（Google Scholar）	http：//scholar. google. com/
美国国立临床诊疗指南数据库（NGC）	www. guideline. gov
美国国立卫生研究院研究组合在线报告工具箱（Research Portfolio Online Reporting Tool，NIH RePORTER）	http：//report. nih. gov/
PubMed	www. ncbi. nlm. nih. gov/sites/ entrez？ db = PubMed
PubMed Central 主页	www. pubmedcentral. nih. gov
护理研究注册库：弗吉尼亚亨德森国际护理图书馆（Registry of Nursing Research：Virginia Henderson International Nursing Library）	www. nursinglibrary. org/portal/main. aspx
Cochrane 协作网（The Cochrane Collaboration）	www. cochrane. org
循证医学（EBM）研究实践转化（TRIP）数据库（Turning Research into Practice Database：For Evidence-Based Medicine）	www. tripdatabase. com/index. html

美国国立临床诊疗指南数据库（NGC）是发布实践指南的联邦政府资源。NGC 可从美国医疗保健研究与质量局（the Agency for Healthcare Research and Quality，AHRQ）免费获取。其宗旨是提供客观、详细的临床实践指南信息资源。该数据库包括指南摘要、可获取的全文链接和一份指南比较图。

Joanna Briggs 研究所（JBI）是一家国际性非营利会员制的研发机构，是南澳大利亚州阿德莱德大学健康科学学院（the Faculty of Health Sciences at the University of Adelaide）的一部分，在全球拥有 70 多个合作中心。为改善全球医疗保健效果，该研究所及其合作中心致力于找出可行、恰当、重要且有效的实践来促进和支持证据的综合、传播和运用。JBI 基于系统综述中的证据报告为医疗保健专业人士专门制作了《最佳实践信息册》。

研究实践转化（TRIP）数据库旨在帮助医疗保健专业人士快速检索出临床实践的最高质量证据。检索范围涵盖数百个循证医学和循证护理网站，包括概要、临床答案、教科书信息、临床计算器、系统综述和指南。

美国国立卫生研究院（NIH）研究组合在线报告工具箱（RePORTER）是由联邦政府创立的数据库，包含联邦资助的生物医学研究项目。NIH RePORTER 在 2009 年取代了科研项目信息计算机检索系统（CRISP），不仅保留了 CRISP 所有的检索功能，还加入了额外的查询域、可用微软 Excel 分类整理和下载的结果列表、NIH 对每个项目的基金资助（支出）以及每个项目产出的论著和专利（结果）。

弗吉尼亚亨德森国际护理图书馆是由国际护理荣誉学会 Sigma Theta Tau（the Honor Society of Nursing，Sigma Theta Tau International）提供的一项服务，使护士能够在线获取易于使用和分享的可靠信息。该图书馆下设免费的护理研究资源库，可检索研究和会议摘要，还可获取项目负责人的联系信息以便索取全文。

谷歌学术搜索可以广泛搜索多个学科和多种资料来源的学术著作，包括期刊论文、学位论文、书籍、摘要和法庭意见。搜索内容的来源包括学术出版社、专业学会、在线资源库、大学和其他网站。谷歌学术搜索会按照全文内容、出版社、作者、在其他学术著作中被引用的时间和频率来排列搜索结果。

团队还可以通过检索相关主题词表、同行评议期刊，评估书籍和文章中引用的参考文献来获取宝贵信息。这些都是收集附加信息的有效方法。

评价、修改和储存检索结果

无论 EBP 团队成员是独自检索还是在医学图书馆员的协助下进行检索，都要负责评价结果的相关性和质量。切记，要想全面回答临床问题，团队可能需要多次修改检索策略，因此需要预留出充足的时间。团队在首次评价时可以采用以下标准判断资源质量，剔除低质量的文献（约翰·霍普金斯大学谢里丹图书馆 Johns Hopkins University—The Sheridan Libraries，2010）：

- 作者是谁？作者的所属机构、背景、目的或偏好是什么？
- 目标读者是谁？是针对专家、实践者、公众还是其他目标群体？
- 范围或覆盖度是什么？这篇文章是给出概述、基本介绍、详细调查、前沿更新还是其他层面的细节？
- 撰写或发表的原因是什么？是为了告知、解释、娱乐还是说服？这篇文章是客观中立的还是富有争议的？

- 是新是旧？何时发表的，最近一次更新是什么时候？
- 在哪里或由谁发表？发表文章的个人或团体是否有特定的角色或目的？如果利益相关，资金从何而来？
- 信息是如何呈现的？文章是否引用了有关资料或证据？是否有参考目录、脚注或其他特定引文？
- 准确度如何？是否有证据可寻？是否引用了可以印证信息或声明的相关资源？

成功制订检索策略后，团队或个人应做好记录。通常情况下，每个人在其职业生涯中研究的主题基本不变，所以保存这些检索策略能够避免以后的重复劳动。大部分数据库都有存储检索记录的功能，但最好还是多做几份检索记录的备份。微软 Word 文档或邮件都是保存检索记录的好办法。

PubMed 数据库就可以储存多次检索记录。My NCBI（PubMed 的工具之一）允许用户建立账户、储存检索记录、设置提醒和自定义偏好。也可以采用文献管理软件导出检索结果进行存储，如 EndNote，RefWorks，Zotero 和 Papers。有些文献管理软件是免费的，有些则要收费；有些机构可能会免费提供。这些软件的功能大致相同。

找出引文后，下一步是获取全文。如果无法在线获得全文，可以请当地图书馆通过际借阅服务获取信息。如果当地图书馆隶属于某个大学或机构，这类请求就可能是免费的，但如果是通过公共图书馆提出借阅请求，可能就需要缴纳费用。

总结

本章为多步骤的循证实践模型提供支持，并把 PICO 用作文献检索的向导。研究者在检索文献的过程中加深了自己对研究主题和有关文献的认识，因此检索不仅是循证实践中的关键一步，也是所有研究和出版活动中的重要一环。包括医学图书馆馆员在内的信息专员可以帮助团队制订检索策略、搜寻有关信息。

理想情况下，研究者可以进行迭代检索：审查索引数据库，用关键词检索，研习检索到的文章，最后提炼检索策略以获取最佳检索结果。使用关键词、受控词表、布尔运算符和限定条件能够帮助团队找到与实践问题最相关的资料。研究者可以通过订阅提醒服务来了解研究主题的最新动态。在浩瀚的信息海洋中搜寻合适的资料可能会非常耗时，因此需要仔细规划才能保证检索工作的有效性。

参考文献

Collins, S. , Voth, T. , DiCenso, A. , & Guyatt, G. (2005). Finding the evidence. In A. DiCenso, G.

Guyatt, & D. K. Ciliska (Eds.), *Evidence-Based Nursing: A Guide to Clinical Practice*. St. Louis, MO: Elsevier Mosby.

Fineout-Overholt, E. , Nollan, R. , Stephenson, P. , & Sollenberger, J. (2010). Finding relevant evidence. In B. M. Melnyk & E. Fineout-Overholt (Eds.), *Evidence-Based Practice in Nursing and Healthcare: A Guide to Best Practice* (2nd ed.) (pp. 39 – 69). Philadelphia, PA: Lippincott Williams & Wilkins.

Johns Hopkins University—The Sheridan Libraries. (2010). *Expository writing: The research process: E-valuating sources*. Retrieved from http: //guides. library. jhu. edu/content. php? pid = 24792&sid = 179624

Shorten, A. , Wallace, M. C. , & Crookes, P. A. (2001). Developing information literacy: A key to evidence-based nursing. *International Nursing Review*, 48 (2), 86 – 92.

Straus, S. , Richardson, W. S. , Glasziou, P. , & Haynes, R. B. (2011). *Evidence-based medicine: How to practice and teach EBM* (4th ed.). Edinburgh: Churchill Livingstone.

6

证据评价：研究

史蒂芬妮·S. 珀尔，DNP，RN

琳达·科斯塔，PhD，RN，NEA-BC

绝大多数证据评价体系都将科学证据（即研究）的积累视作最有力的证据。在广泛的研究领域中，不同研究所提供的证据级别、质量以及强度都有所不同。证据级别取决于研究设计的类型；证据质量取决于对研究方法与执行情况的评价；证据的强度则取决于最终给出实践建议的证据级别与质量的综合（Jones，2010）。现有关于科学证据的讨论主要针对以下几类研究：多项研究的总结与单项研究。

本章节提供了：

- 不同类型研究证据的概览
- 阅读该类证据的技巧
- 有关评价研究证据的强度与质量的信息

报告科学证据的出版物

研究证据可以被广泛地划分为单项研究报告（实验性研究、类实验性研究、非实验性研究以及质性研究）和多项研究总结（含或不含 Meta 分析或 Meta 综合的系统综述）。单项研究的研究证据等级取决于其研究设计。多项研究总结的证据级别则取决于系统综述中所涵盖的研究总体设计。

通常来说，一个循证实践（EBP）团队会就原始研究展开检索。原始研究的数据一般为了回答一个或多个研究问题。评价人也可能会搜寻使用原始研究数据来回答不同问题的二次分析。循证实践团队需要识别各项证据的类型并评价其强度。具备对不同类型的研究属性、强度以及局限性的应用知识可帮助护士评价相关证据的质量。

多项研究总结

研究整合报告（即系统综述）可以是定量研究、定性研究或二者皆有的研究总结。本章节就系统综述（含或不含 Meta 分析或 Meta 综合——将在后续讨论中给出定义）作为证据收集工具做了介绍。学术方面知名的包括 Cochrane 协作网（2010a），一个产出与传播医疗保健干预系统综述的国际非营利组织，以及《循证护理世界观》（2011），一个由国际护理荣誉学会创办的同行评价期刊。Cochrane 质性研究小组在整合质性研究结果方面所做的努力也很显著。《干预的系统综述 Cochrane 手册》（Higgins & Green，2011）中专设一章讲解如何使用质性研究的证据来帮助解释、阐述与应用 Cochrane 综述结果。

系统综述

系统综述将与特定问题相关、经过评判性评价的研究证据（一般为实验性和类实验性研究）进行总结。该类型的综述采用并记录了全面的检索策略与严格透明的评价方法。当专家组一起采用标准化的方法进行评审时，出现偏倚的可能性较单个评价人而言大大缩小。

系统综述（Systematic Review）与证据报告（Evidence Report）之间具有可互换性。美国健康保健研究与质量局（AHRQ）与北美各机构签订五年合约授予其为循证实践中心（EPCs）。EPCs 对临床、行为、组织以及财务方面的科学文献进行审阅并做出相关证据报告与技术评估（AHRQ，2011）。此外，EPCs 还对系统综述方法开展研究。

有时系统综述会以整合性综述（Integrative Reviews）的形式开展。传统的系统综述中只包含实验性与类实验性研究，整合性综述中则还会包括非实验性研究与理论性文献，进而达成对目标话题的全面理解（Tavares de Souza，Dias da Silva，& de Carvalho，2010）。

系统综述经常使用 Meta 分析（Meta-Analysis）或 Meta 综合（Meta-Synthesis）来总结独立研究的结果。当系统综述总结的是独立定量研究时，我们称其为 Meta 分析。Meta 分析相较于单项研究自身可提供更为精确的对医疗服务干预效果的评价（Higgins and Green，2011）。通过对统计方法的运用，Meta 分析可帮助理解不同研究的证据一致性。

在含 Meta 分析的系统综述中，会使用统计学方法来将不同研究的结果进行结合，从而对既定结果中的特定干预或变量的整体效果进行定量评价。Meta 分析所产生的结论比任何单一研究的结论都更具说服力（Cochrane 协作网，2010b）。

若系统综述中对独立性质研究的结果进行总结，我们就将这些研究结果称作 Meta 综合。含有 Meta 综合的系统综述会将多项质性研究结合，从而更深入地理解待考虑的问题。Meta 综合所得出的解释比任何单一质性研究都要广泛全面。

系统综述与传统的叙述性文献综述有所不同。叙述性文献综述一般将研究视作参考文献，并未对其进行批判性的评价，也未对研究的相关优点进行总结。真正的系统综述则是对所含研究的利弊都进行了考量。因此读者不应仅通过文章标题来判断其为系统综述或叙述性综述。一般来说，如果文章标题称文章为文献综述，则实际上它是系统性文献综述。举例来说，《急救失败：文献综述》（Schmid，Hoffman，Happ，Wolf，& DeVita，2007）一文中就文献检索方法给出了清晰的描述，并且也对综述中所涉及的研究进行了评价与综合。

发掘出执行良好、包含适用于待研究实践问题的总结性研究技巧的系统综述，对循证实践团队而言是一大幸事。表 6.1 中列出了系统综述以及含 Meta 分析或 Meta 综合的综述的定义性特点。

表 6.1　总结性研究技巧的定义性特点

总结性证据	描述	定义性特点
系统综述	与特定临床问题相关的研究证据综述	• 采用了全面可复制的检索策略与严谨的评价方法 • 可涵盖一系列研究
Meta 分析	综合与分析量性研究证据的研究技术	• 采用了统计方法将独立原始研究的结果进行汇总 • 一般包括实验性和/或类实验性研究对特定干预或定义结果变量的整体效果进行评估
Meta 综合	综合与分析质性研究证据的研究技术	• 识别关键比喻与概念 • 阐述与解释结论 • 限于质性研究

Meta 分析

Meta 分析是将多份旨在解决类似研究问题的原始研究结论进行定量综合与分析（Polit& Beck，2008）。Meta 分析“在系统综述中采用统计手段来将所包含的研究结果进行整合”（Moher，Liberati，Tetziaff，Altman，& the PRISMA Group，2009，p. 1007）。一份 Meta 分析可以从整合类似的原始研究中个体的患者数据出发，也可以把每份原始研究视作一个分析单元。最有力的 Meta 分析只包含随机对照试验（RCTs），含有类实验性研究的 Meta 分析级别则低于仅由 RCT 组成的 Meta 分析。

衡量每份原始研究中两个变量间关系强度的度量标准称为效应量（ES）。正效应量意味着正向关系（一变量随另一变量的上升而上升；）负效应量意味着反向关系（一变量随另一变量的上升或下降而呈反向发展）。通过将多份小型研究的结果进行结合，研究者可以提高发掘干预措施与干预结果间实际关系的机会与能力（Polit & Beck，2008）。当研究者合并多项研究进行 Meta 分析时，可以从统计上只分析各研究间具备共通点的自变量与结果（因变量）。

汇总统计（Overall Summary Statistic）指的是汇总各研究的效应量并求平均值。调查者应该描述出效应量得出的方法并为读者阐释统计数据。Cohen（1988）计算效应量的方法中包括了以下相关评级强度：轻微（ES = 0. 01 ~ 0. 09）、中等（0. 100. 29）、较强（0. 30 ~ 0. 49）、强（0. 50 ~ 0. 69）、非常强（0. 70 ~ 0. 89）、接近满值（0. 90 ~ 0. 99）。

例：Meta 分析

伦敦的几名护理研究者（Wu，Forbes，Griffiths，Milligan，& While，2010）就电话随访血糖控制的效果进行了随机对照试验的系统综述。他们运用统计学方法汇总了 5 份独立但类似（异质性）的研究结果，且这 5 份研究都具备 Meta 分析所需要的充足数据。其中的自变量为电话随访，因变量（结果）为 HbA（1c）水平。

Meta 综合

与基于数据的定量研究相反，质性研究主要以文本为主。质性研究者会收集大量的叙述性材料；这种文本性数据的整合会产出大规模的叙述性或阐述性的转化（Polit & Beck，2008）。Meta 综合被认为是对应质性研究的 Meta 分析，但实际上它更多的是阐述而不是数据集成，也不是统计结果的总结（Beck，2009a）。两者都采用了严格的科学方法。

Meta 综合有多种方法，其中最为常用的一种为 Meta 民族志（Meta-Ethnography），是将各单独质性研究中包含的比喻（概念、主题、措辞）进行比较并将这些转化综合成用书面作品、戏剧、艺术或音乐的可视方式的阐述（Beck，2009）。Meta 民族志起源于教育领域，原来旨在为 Meta 分析提供一种替代方式（Noblit & Hare，1988，p. 5）。Meta 民族志回答了“如何将书面阐述性报道‘组成整体’”这一问题，并涵盖了质性研究的不同方法（Barnett-Page & Thomas，2009）。其他 Meta 综合的方式还包括扎根理论（Grounded Theory）、主题综合（Thematic Synthesis）、文本叙述综合（Textual narrative Synthesis）、Meta 研究（Meta-Study）、Meta 叙述（Meta-Narrative）以及生态三角测量（Ecological Triangulation）（Barnett-Page & Thomas，2009）。对于缺乏评价质性研究经验与专业能力的护理人员而言，Meta 综合十分有帮助，因为它不仅能帮助护理人员评价单项研究的严谨性，还能对结论阐述进行评价。

例：Meta 综合

Schmied 与同事（2011）开展了一项定性 Meta 综合来考察女性对哺乳支持的观念与经验。他们将 31 份定性或包含定型成分的研究进行了综合，对该综合中出现的类别与主题进行了总结来找出女性真正认为具有“支持性”意义的支持成分。

单项研究

EBP 团队开展证据检索，希望找到针对课题最高级别的科学证据。表 6.2 中列出了团队可能会遇到的各研究型证据的主要特征。

表 6.2 研究的特征

研究设计	特征	举例
实验性	• 干预 • 对照组 • 干预组与对照组随机分配 • 自变量的控制	• 随机对照试验

续表

研究设计	特征	举例
类实验性	• 干预 • 可能具备对照组 • 缺乏干预组与对照组的随机分配 • 一定程度的自变量控制	• 非对等的对照组：仅干预后对照或干预前后自身对照 • 一组：仅干预后对照或干预前后自身对照 • 时间序列 • 重复测量不干预的对照 • 自身对照时的重复处理 • 交叉设计
非实验性（定量）	• 可能有干预 • 非随机分组 • 没有对照组 • 没有自变量控制	• 描述性 • 预测性 • 探索性 • 时间维度性 • 个案研究
质性	• 不具随机性 • 没有自变量控制 • 对自然环境的控制很少	• 历史性研究 • 扎根理论 • 民族志 • 现象解释 • 叙述性分析

实验性研究

实验性研究也称作随机对照研究（RCTs），采用传统的科学方法。研究者通过可重复形成相同证据的方式进行观察或测量，从而得到可证实的、客观的、以研究为基础的知识。EBP团队可能遇到的实验设计类型包括干预前后对照组（最原始且最广泛使用的实验设计）、仅干预后后对照、析因、随机分组以及交叉/重复测量（Polit & Beck，2008）。

实验性研究具有三个显著特征：随机（Randomization）、对照（Control）、干预控制（Manipulation）。随机指的是研究者将对象随机分配至实验组或对照组，类似于掷骰子。随机保证了每一个符合试验纳入标准的潜在对象在实验中都能被平等抽取。也就是说，实验组与对照组的人群大体上完全相同，仅在接受的实验干预或治疗上不一样。这一点非常重要，因为实验对象代表的人群是研究者认为将会受益于该实验干预的群体。

干预控制指的是研究者对至少部分研究对象采取的行动。实验干预针对部分实验对象实施（实验组 Experimental Group），针对其他实验对象（对照组 Control Group）不实施，以期对实验对象的健康等方面产生影响。研究者想要造成影响的方面称为因变量（Dependent Variable）（如腰背部的疼痛）。实验干预或研究者所采取的尝试改变因变量的行为（如采取低温热疗）称作自变量（Independent Variable）。

对照一般指的是引入对照组，如一组未接受实验干预的研究对象。其目的是将未引入干预的对照组因变量与进行了实验干预的实验组因变量进行比较。条件允许的情况下建议尽量引入安慰剂，因为有些研究对象可能会对安慰剂本身做出反应，这种情况称作安慰剂效应（Placebo Effect）。

例：随机对照实验

Jones，Duffy，Flanagan（2011）在美国东北地区一所大型医学中心就护士对关节镜检查患者指导的有效性进行了研究。在该研究中，研究者随机（随机性）将对象分配至常规实践（对照）组或由护士指导的电话干预（干预控制）组。

类实验性研究

类实验性设计与实验性研究设计类似，都是旨在证明干预措施会对实验结果造成特定的影响。当从实践、伦理或可行性上不适合将实验对象随机分配至实验组和对照组时，会采取类实验性研究设计。类实验性设计中包括对自变量的一定程度的对照与干预控制，但缺少随机这一实验性研究的关键组成。由于缺少随机性，研究者会做出其他努力来弥补，如采用多组实验或多轮测量（Trochim，2006）。例如，研究者可以随机对一组或两组采取干预措施，例如，将两个病房中的一个作为干预组，一个作为对照组。研究者不能随机将实验参与者分配至两个病房中，因此这就不能成为随机实验。这种情况下的未知因素为参与者的分配方法以及分配过程中是否不存在偏倚（Gliner，Morgan，& Leech，2009）。

如果某种特定的干预是有效的，那么不采取该干预措施就是不道德的。同样的，若执行研究所需的人力、财力和物力都超过了可用的额度也是不可行的。有时无论是从患者角度还是从地理位置而言都无法达到随机，假设调查人员想要研究离床报警对患者跌倒造成的影响。要将离床报警随机分配给单个病房或患者使用是很困难的，因为护理人员不太可能会同意拆除一些高风险患者床单位上的安全设施。EBP 团队在证据检索过程中可能发现的类实验性研究设计包括仅干预后对照的非对等对照组和干预前后对照的非对等对照组。非对等（Non-Equivalent）意味着不仅研究对象的分配入组不是随机的，并且研究者对组别的分配也没有控制。因此组别之间在重要变量上可能会有差别，如健康状况或人群组成，组间的区别也可能会影响结果。其他类实验性研究设计包括一组仅干预后对照设计、一组干预前后对照设计、时间序列、重复测量不干预的对照、对象作为自身对照重复干预以及交叉设计（同样的研究对象在不同时间里接受实验组与对照组干预）。

例：类实验性研究

Ceber，Turk，& Cicekliogl u（2010）采用干预后对照设计开展了一项研究，检测一项对乳腺癌相关知识、理念与行为开展的教育项目在护士与助产士间所产生的影响。该研究为类实验性而不是实验性研究，因为虽然研究中将教育项目作为干预措施（干预控制），将未进行教育项目作为对照组（对照），但对象并不是随机分配至各组。

Yoo，Kim，Hur，& Kim（2011）采用了非对等对照干预前后研究设计来调查学龄前儿童接受静脉穿刺时用动画分散注意力对疼痛反应的影响。同样，该研究包括了动画分散注意力作为干预措施（干预控制）以及不含注意力分散物作为对照组（对照），但研究对象上采用的是方便取样（非随机）。

非实验性研究

EBP 团队在查阅与健康问题尤其是与护理调查相关的证据时，经常会发现大部分发表的研究在设计上为非实验性研究或观察性研究。非实验性研究包括对自然发生的现象（群组、处理方法以及研究个体）的研究。这些研究可能引入或未引入干预措施，研究对象未进行随机分组，变量未经控制并且调查者对环境各方面并不一定都具有控制能力。

定量的非实验性研究可以通过研究目的以及时间维度进行分类（Belli，2009）。从研究目的或动机上可分为三类：描述性（Descriptive）、预测性（Predictive）以及解释性（Explanatory）。通过时间来分类可以分为前瞻性（Prospective）、纵向性（Longitudinal）以及回顾性（Retrospective）。

描述性设计

纯描述性设计的目的就如其名所示，是为了描述现象的特点。描述性研究的基本问题为“研究对象的特定变量中哪些可量化？现象有多普遍？”描述性研究中变量未经控制，并且也没有采取任何行为来考量某种干预或特点是否会造成特定的结果。调查者旨在针对特定人群、地点或事物给出是谁、是什么、何时、何地以及如何的信息，对这些问题用精确测得的术语做出回答。统计分析基本上仅使用频数与均数。常见的描述性研究设计包括单变量描述性研究（Univariate Descriptive）（常使用探索或调查方式）、描述性比较研究（Descriptive Comparative）、描述性相关研究（Descriptive Correlational）以及流行病描述研究（Epidemiologic Descriptive）（患病率与发病率）。

单变量描述性研究常采用探索或调查设计来描述行为或特定情况的发生频率。单变量描述性研究“不一定只着眼于一项变量……有多种变量……但首要目的是描述每项变量的状况而不是将其互相间关联起来”（Polit & Beck，2008）。探索以及调查设计在护理与健康保健领域非常常见。在待研究现象已知信息较少的情况下，这些设计最为灵活。虽然获得了新的信息，但探索方向可能改变。在探索性设计中，调查者对某个现象的认知并不足以完全找出研究变量，变量会在出现之后被纳入观察之中，没有任何研究者可以进行控制。当调查者掌握了该现象足够的信息并且可以找出研究变量后，描述性调查设计则可以对该现象进行更完整的描述。测量研究变量可采用问卷（调查）或访谈的方式。

例：非实验性描述性调查设计

Palumbo，Marth，& Rambour（2011）采用了四份两年一次的调查来描述其所在州高级实践护士的人口、教育、就业情况、工作满意度、离职意愿以及实践特点。该研究中不含干预、研究者控制及随机性。该研究的目的仅为描述现状特点。

描述性比较设计对两组或更多组别中变量的不同进行观察和描述。设计中不含对因果关系的探讨。一般来说，会采用描述性统计，如频率分布以及集中趋势（均数、中位数、众数）的测量来对不同点进行总结。

例：非实验性描述性比较设计

Hill（2011）采用了横断面描述性比较设计来调查两组（临床护士以及高级实践护士）在工作满意度、留职意愿以及与退休金相关的财务知识方面的不同。研究者对便利样本（非随机）采用了一系列问卷（调查）的方式并对两组在回应上的不同进行了描述。

描述性相关设计旨在对变量间的关系进行描述，同样的不含任何对因果关系的探讨。调查者至少收集两项变量的信息，进行两项变量间统计性相关性分析来得出相关系数——系数值范围为 -1 到 1。相关系数描述了两个变量间的关联趋势。若相关系数在 0 到 1 之间，则为正相关，也就意味着一项变量上升，另一项变量也随之上升。若相关系数在 -1 到 0 之间，则为负相关，意味着一项变量上升，另一变量随之下降。相关系数同时显示了变量之间的相关强度——相关系数值越接近 1（正相关时）或 -1（负相关时），变量间相关越强。

例：非实验性描述性相关设计

研究者希望对护理学生的情绪智力与护理表现进行考察（Beauvais，Brady，O'Shea，& Griffin，2011）。研究者采用了皮尔森 r 积差相关分析来描述学生在情绪智力能力测量上的表现与六维护理表现测量上表现之间的关系。他们发现职业发展与整体情绪智力得分具有适度关联性（$r=0.35$），而教学与合作、计划与评价以及人际关系与交流所具备的相关性则较弱（r 值分别为 0.22、0.23 与 0.26）。

患病率与发病率研究（Prevalence and Incidence Studies）为流行病学研究者常用的描述性设计（Polit & Beck，2008）。患病率研究的目的是为了确定特定时间点具备特定状况的人群比例（称作患病率或时点患病率），为研究者提供了一项有效的衡量标准来更好地理解特定疾病在社区中的负担。发病率旨在确定新病例的发生频率（发病频率），对了解疾病发展的风险颇为有用。

例：非实验性流行病学描述性设计

一个跨学科研究团队（Dybitz，Thompson，Molotsky，& Stuart，2011）研究老年护理中心居住者中糖尿病患病率及其共病负担的情况。糖尿病患病率的得出来自于超过 12 个月的医疗记录中实验室化验值、病历中糖尿病诊断记录以及数据库中含有糖尿病用药的处方证据。该团队从全国 250 个技术精良的老年护理机构样本中得出了其居住者的糖尿病患病率为 32.8%，并且对这些机构中的糖尿病共病负担做了特征划分。

Roberts（2010）开展了针对一所中等规模市区医院住院儿童为期2周的电子病历查阅，考察在过去24小时内父母/监护人不在场的情况发生率。研究者的着眼点在于了解在提倡患者—家庭为中心的文化背景下，无家人陪伴的患儿面临的风险。

预测性设计

预测性设计（Predictive Designs）的主旨为预测关系。预测研究中的基本问题为“若现象X发生，那么现象Y是否会随之发生？如果引入干预措施，是否会出现特定结果？”预测性设计包括从简单的预测性相关研究到更为复杂的预测性研究，前者着眼于单个变量对特定结果的预测，后者采用多个或逻辑回归来检测多个变量是否能预测特定结果。

例：非实验性预测性相关设计

Mazanec，Daly，Douglas，& Musil（2011）采用了预测性相关设计来考察认知评估在预测不同种类癌症女性患者在放疗后心理调整方面的作用。研究团队预测了认知评估与结果变量（心理调整）的关系。

解释性设计

解释性设计旨在研究特定自然现象间的形成基础与相互关系，并经常与理论相关联（Polit & Beck，2008）。解释性研究的基本问题为“某个现象是怎样的？是否有特定的理论对该现象做出解释？”

例：非实验性解释性设计

一个人口健康研究团队（Chazelle et al.，2011）希望从精神健康障碍的角度解释社会不平等。其采用了描述性解释性研究设计来考察爱尔兰人群中几种不同因素对教育水平、重症抑郁与广泛性焦虑的影响。他们发现在男性群体中，无私人医疗保险、无车、无房产、食物预算不足以及失业这些因素对教育和精神障碍的影响最大。

时间维度设计

时间维度设计（Time-dimensional Designs）所要回答的问题为“研究中的数据是在单一时间点收集的？在一段时间内收集的？还是已经存在？”EBP团队应当了解回顾

性、前瞻性以及纵向性的概念在考察一段时间内的现象的意义。在回顾性研究中，调查者主要观察已经发生的结果和其导致的原因，从过去汲取经验。相反，前瞻性研究则是就可能已经发生的原因进行考察，然后看向未来，来观察预测的结果。纵向研究关注的是同一研究对象在一定时间期内的变化。在纵向性（现在）与前瞻性（未来）研究中，基本问题为“在从现在到未来一段时间内，一个变量或多个变量发生了什么变化?”在回顾性研究中，基本问题为“一个变量或多个变量在过去有哪些不同，可能会导致这些变量现在存在的差异?”

三类常见的含有时间成分的描述性或观察性研究为病例对照（Case-Control）、群组调查（Cohort）以及横向研究（Cross-Sectional）。若是对术语不熟悉会导致审阅者的注意力转移，因此了解这三个术语有助于减少混淆。

病例对照研究被用于流行病研究，主要用于检测暴露与疾病发生之间可能的相关性。“病例对照研究的特点就在于它将患有一种疾病的人（病例）与未患有该种疾病的人（对照）进行比较”（Gordis，2009，p. 179）。病例对照研究的基本问题为“暴露在特定环境中与患上特定疾病之间是否有关系?”

病例对照研究是将具有特定状况或结果的病例比例与不具备该状况或结果的病例比例进行比较（Lu，2009）。这个比例的表现方式为比值比（Odds Ratio），是一种将特定状况或结果出现和不出现的可能性进行比较的方法。图 6.1 展示了一个病例对照研究的示意图，该研究将体重指数（BMI）作为研究群体中肥胖的决定因素。

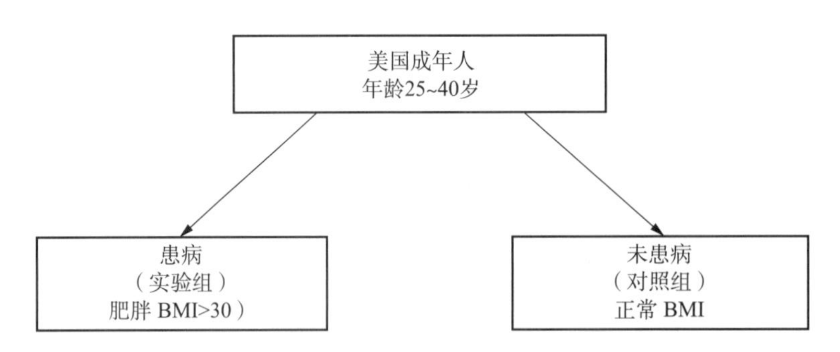

图 6.1　病例对照研究示意

例：非实验性描述性病例对照设计

一组跨学科研究者采用了病例对照设计来调查医院获得性血糖控制不良的风险因素（McHugh，Shang，Sloane，& Aiken，2011）。这份研究将出现血糖控制不良症状、但入院时未发生该情况的医院与患者（病例）特征与未出现血糖控制不良症状的医院与患者（对照）的特征进行了比较。计算比值比来评估特定特征对血糖控制不良情况出现的影响。

队列研究着眼于一个群体中特定的对象，在不同的时间点进行取样。这一类的观察性研究可以是回顾性的，其中待研究的暴露因素与结果都已经产生；该类研究也可是前瞻性的，即对已被暴露在待研究状况中的患者进行观察，从而决定待研究结果的发生情况（Lu，2009）。前瞻性队列研究可能需要长期随访，直至最终结果的产生（Gordis，2009）。图 6.2 是关于一个人群中吸烟的危险因素的前瞻性队列研究示意图。

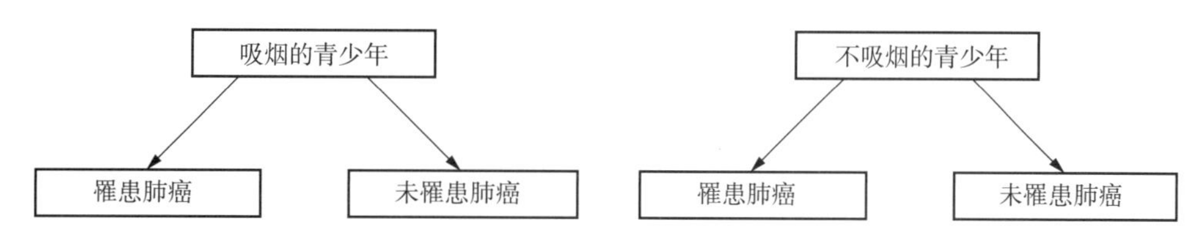

图 6.2　前瞻性队列研究示意

例：非实验性描述性群组研究

一组跨学科研究者采用前瞻性队列研究来考察产下单胎足月活体婴儿的女性群体中产后抑郁症的发生情况（Sword et al.，2011）。在该研究中，被定义的人群（队列）为 15 周岁以上、产下单胎足月活体婴儿的女性。该群组没有按照不同的分娩模式随机分组，但观察了自然发生的分娩方式（暴露）。随后，对每种不同分娩方式的研究组进行了随访，观察在产后 6 周内产妇是否患上产后抑郁（研究结果）。

横断面研究针对特定时间点所收集的数据。横断面研究收集代表性的样本并同时根据结果与危险因素进行分类。横断面研究中的基本问题为“一个人群在某个时间点时具备什么特征?”在流行病学中，研究者从一个特定人群入手，收集每一个个体在特定时间点是否暴露与是否患病的数据。患病率研究采用的是流行病学横断面设计。其他采用横断面设计的研究中，研究者主要关注一个人群在单个时间点上的变量。

例：非实验性描述性横断面研究

职业健康研究者采用横断面观察研究来考察作业活动、地板表面情况、人口学特征以及医疗特点对装配厂工人髋关节疾病患病率的影响（Werner，Gell，Hartigan，Wiggermann，& Keyserling，2011）。在该研究中，定义人群为装配厂工人。调查者收集工作活动、地板表面情况以及医疗特点等数据来确定髋关节疾病的发病特点。所有数据都是在单个时间点收集的。

质性设计

质性设计（Qualitative Designs）是一类独特的描述性研究，它与传统科学视野存在着很大的差异。质性护士研究员以自然主义的世界观对数据进行总结与解读，允许对现实状况进行多种阐述，从而获得对患者生活经历意义的深入见解（Beck，2009b）。定性研究的例子包括历史性研究（Historical Research）、扎根理论（Grounded Theory）、民族志（Ethnography）、现象阐释（Phenomenological-Hermeneutic）与叙述性分析（Narrative Analysis）。

历史性设计采用对时间上远期或近期历史事件进行叙述性描述或分析来发掘客观情况与关系（Polit & Beck，2008）。这些数据被划分为原始（一手）资源或次级（二手）资源，其中可包括访谈、书面文件、日志、信件以及图片（Beck，2009b）。研究中应尽可能使用原始资源。

例：质性历史性研究设计

Ruffin（2010）对1860年至1945年间培训学校课程资料进行了研究，通过检索主要课本、期刊、护理课程指南以及档案收藏，研究者找到了倡议将注意力重新放在身心治疗与触摸的重要性上的根源。

扎根理论设计的目的是考察现实世界中特征性的基本社会与心理问题，并寻找解决这些问题的途径（Polit & Beck，2008）。在这类质性研究设计中，研究者同步收集与分析数据来产出概念，然后再将这些概念整合成为以数据为基础的理论中（Beck，2009a）。数据分析是通过编码完成的。

例：质性扎根理论设计

Allen（2011）采用扎根理论质性设计来探究女性对亲密伴侣暴力行为的反应。研究者用叙述性访谈鼓励每个受访者讲述自身的故事，这些故事被转化成大量数据，然后运用扎根理论工具（包括编码）进行处理。该研究提出了一项理论，能让研究者更好地理解被虐女性在这些生活经历中的行为与顾虑。

民族志对文化生活与亚文化生活的特点进行描述与分析，这对于那些试图提供更好文化相容性护理服务的护士更为有益。研究者需要亲身经历所研究的文化，对该文化中人的行为进行观察并同时亲身参与其文化活动（Beck，2009b）。研究者将自身沉浸在所研究的文化中，记录大量现场笔记，然后对这些信息进一步分类与分析，并从中挖掘出文化的主旨。

例：质性民族志设计

Knowles（2011）利用民族志作为其质性研究的一部分，对日本原子弹幸存者的恢复力进行了研究。该研究者参与到一个美、日两国联合合作机构中，以和平为目的对原子弹辐射对人体健康的影响进行研究，并获取了培训经历。在此过程中研究者采用了民族志来对研究参与者提供的相关物件（如照片、书面叙述或日记）进行了细致探索并将其纳入了数据分析。

解释现象学是由 van Manen（1997）提出，其既是描述性（现象学）方法论又是阐释性（解释）方法论，因为其既让现象本身来解释自身，同时又认为所有的现象都可以被阐释。这种定性研究方法在人们身处经历之中时对经历做出探究，而不是当人们对经历进行概念化的时候进行研究。研究者通过编码与分类、书写、修改来对能够代表该经历的关键主题进行反思（Chong & Poon，2011）。

例：质性解释现象学设计

Fouquier（2011）在其质性研究中采用了解释现象学设计来探究非洲裔美国黑人女性三代人中对母亲的概念。这种方法让研究者可以通过语言与非洲裔美国人的文化与传统来解读人类经历，同时也对研究话题相关模式与关系主题做出了详细的解读。

由于质性研究与定量研究具有互补性，很多研究都会将两者双管齐下。虽然质性研究与定量研究都采用了非常系统的流程，但从世界观的角度二者具有显著的不同：

- 定量研究是客观的，这类研究通过验证理论（推理）使用数字，其结果值得推广。
- 质性研究是主观的，这类研究通过归纳推理，使用文字的方式获得结论，其结果不可推广。

EBP 团队根据研究设计确定了研究证据的级别后，团队成员需要评价证据的质量。为了最好地评价质量，团队需要了解如何解读研究证据。

解读原始研究证据

为了有效地考量研究证据报告中的统计信息，EBP 团队需要对研究的效度（Validity）、信度（Reliability）与准确度（Precision）有基本的了解。效度是指研究中需要测量的部分有多少得到了实际测量，以及研究结果有多贴近研究主体的真实性。信度指的是测量的一致性与可重复性。精确度则与如何解读集中趋势的统计方式以及临床与统计意义有关。

效度的测量

效度测量包括结论效度（Conclusion Validity）、内部效度（Internal Validity）、外部效度（External Validity）以及结构效度（Construct Vlidity）。因为许多 EBP 团队不具备评价待审研究中统计方法使用是否正确的能力，因此强烈建议团队寻求研究相关书籍、导师或专家的帮助。

结论效度

结论效度指的是研究所得的关于数据关系的结论是合理可信的。有多种原因可以解释研究结论中的关系可能是错的。难以察觉某种关系的原因可能是所用的测量或观察方式可信度低（本章之后详述），也可能是所考察的关系过于微弱，或者样本量太小，即便关系存在也难以察觉（Trochim，2006）。

检验结论效度时，团队应考虑两类错误：类别一（没有真正的差异存在，却发现统计差异性）与类别二（有真正的差异存在，却没有统计差异性）。错误类别一也称假阳性错误，是研究者在组间不存在真正差异的情况下，做出了有差异的结论。错误类别二也称假阴性错误，发生在无效假设（组间不存在显著差异）被求证为真，但实际上确有真正差异存在。

内部效度

内部效度指的是由于实验干预而不是其他因素造成的因变量变化。EBP 团队应当质疑，如果存在证据证明对观察结果有争议解释时。存在很多影响内部效度的因素，所有这些都表明可能存在偏倚，包括调查者偏倚（Investigator Bias），如霍桑效应（调查对象因为参与研究而非研究干预而改变行为）；失访偏倚（Attrition Bias），即研究中由于研究对象的损失而影响样本的代表性；以及选择偏倚（Selection Bias），会影响所有非随机样本。

外部效度

将 EBP 结果转化为实践过程中最大的障碍就是可推广性，即外部效度（Metge，2011）。外部效度指的是结论中有关研究结果的推广性沿用至其他情景或样本上的可能性。EBP 团队应质疑研究结论对所指向的特定患者群体与情景是否真实可信。研究者是否明确陈述了对象与情景的参与率？是否说明干预措施的预期目标受众？样本的代表性如何？

外部效度有三个主要影响因素，即研究者的推广性在人、地点和时间上可能出现错误。也就是说，研究者可能尝试将在一组人群中所得出的研究结果推广至另一组人群，将从一个临床情景推广至另一个，或从一个时间段推广至另一个时间段（Trochim，2006）。

结构效度

本质上要确定调查者所做出的测量真的测量了待研究的结构。结构指的是定义某事的方法，结构效度指的是研究者将想法转化为手段的良好程度（Trochim，2011）。EBP 团队经常会讨论研究中所用仪器的结构效度问题，也就是仪器在多大程度上测量了被调查的结构（或研究者所提出的概念）。如果调查者定义测量措施的方式与其他研究者定义同样测量措施的方式存在很大的差异，那么其结构效度就存在疑点（Garson，2011）。护士针对结构效度可能提出的问题包括：“研究者是否很好地定义了结构？当研究者声称正在测量疲劳时，他们确实是在测量疲劳吗？”

信度的测量

信度的概念指的是用于测量一项结构的仪器或一组测量结果的一致性。也就是说，要回答的问题是：“若进行重复测试，结果是否完全相同？”信度从本质上而言指的是一项测试的可重复性。举例来说，当护士使用医护设备（如血压计或血糖仪）时可能会出现测量的差异。一系列因素均可造成测量与测试间的差异：对象内差异（测试对象个体内的差异）；观察者内差异（同一读者对测试结果解释的差异）；以及观察者间的差异（不同测试结果读者间的差异；Gordis，2009）。

准确度的测量

准确度语言对群体以及群体特点进行了描述。EBP 团队应该对集中趋势（Central Tendency）（平均数、中位数、众数）以及变异（Variation）（标准差）的测量非常熟悉。平均数（Mean）表示均值，采用定距数据。虽然均值在正态分布中是对集中趋势的良好测量，但在偏态（不对称）分布以及极端值情况下却具有误导性。中位数（Median）是分布值中的中间数，受极端值影响较小，因此在偏态分布中作用更大。众数（Mode）是最常出现的值，是唯一能描述额定（分类）数据的集中趋势的指标。标准差用于描述分布的离散程度，反映的是一组数值偏离均数的平均值。

另一个测量准确度的概念是统计显著性。一个具备统计显著性的结果是难以由偶然因素而产生的。计算统计显著性的经典方法是求ρ值，P的取值在0到1之间。其先假设零假设（Null Hypothesis）（两个变量间无差异）为真，若ρ值低于显著水平，则零假设不成立。ρ值越低（越趋近0）则结果更有可能具备显著性，零假设不成立的可能性越大。在护理文献中，统计显著性一般设定在 $\rho < 0.05$。若仅使用ρ值对研究结果进行解读，则其中的一个局限就在于结果的二分性，即结果由偶然性因素造成的可能性非高即低，对整体结果在临床实践上的意义并未给予任何信息。

统计显著性是一项重要概念，但不可与临床显著性概念混淆。结果具有统计显著性并不意味着就可以应用在患者医护实践上。仅仅具备统计显著性的结果并不一定具备临床应用价值。同样的，不具备统计显著性的结果（如样本量不够）仍可能具备临床重要性。统计显著性受样本量影响，若样本量足够大，对于那些不具临床价值的发现也可能具备统计学显著性。许多大型临床试验都取得了很高的统计显著性，但其组间差异却很小。

虽然ρ值有助于调查者根据所需展示的效果大小来确定研究规模，但却不能给临床医护人员提供真正的治疗有效的范围信息（Montori et al.，2004）。而这需要利用可靠区间来帮助确定准确度。

什么是置信区间（Confidence Interval，CI）呢？置信区间指的是对实际值所在区间的估算。CI包括上限与下限，95%的CI都是调查者有95%的信心认为指定群体的实际值处在上限与下限之间。可信区间提供了一个区间估值，加上假设实验重复，使得人群参数位于这个范围内（Hayat，2010）。以一份研究蔗糖镇痛在新生儿筛查静脉穿刺疼痛管理时的作用为例（Taddio，Shah，& Katz，2009），研究者发现：接受了蔗糖的婴儿相较于接受水的婴儿在穿刺后更换尿布时的疼痛值大幅降低（差值均值：-1.4（95% CI：-2.4 ~ -0.4））。经过对群体的重复测量，研究者可发现（95%肯定性）新生儿疼痛评分差异的一致性，均值分布在-2.4 ~ -0.4。

效应量的采用可以帮助区分临床显著性与统计显著性。效应量对结果解读至关重要。效应可能是治疗、决策、干预或项目产生的结果。Ellis（2010）推断大多数研究者的工作都是为了评估效应和严谨程度的高低；研究者不仅仅是解读结果的统计显著性，还必须同时阐述其实践应用。最常用的效应量估值为科恩d值（Cohen's d），达到0.8则被认为属于高效应，0.5为中等效应，0.2为低效应（Cohen，1998）。Mays &

Melnyk（2009）建议将效应量独立于ρ值进行评估。效应量是对样本治疗效果更为精确的测量（干预组之间结果的差异），而p值则会受到样本量的影响。假设现在将20名毕业生组成实验组进行模拟经历后进行心脏功能评估的能力测试，则该组平均得分为80，标准差为10；对照组没有模拟经历，测试得分均值为75，标准差为10。在这个例子中，两组具有相同的规模与标准差，其效应量的计算如下：80减去75，再除以10得到0.5的效应量；因此所得效应量为中等。研究者可能会再次重复研究，引入两组新的毕业生群体来看效应量是否相同。

评估研究证据的强度与质量

使用评级系统有助于对证据做出评判性评估。评级系统为区分不同质量与强度的证据提供了一套结构性的方法，其基本假设是：与低强度、低质量的证据相比较，高质量高强度证据获得的意见能够获得最佳实践效果。表6.3与表6.4展示了约翰·霍普金斯护理学院循证护理系统中（JHNWBP）用于评估研究证据的质量与强度的评级体系（同参附录C）。

表6.3 研究证据强度评级体系

证据级别
第一级 证据来源于实验性研究、随机对照试验（RCT）、RCT的系统性综述（含或不含Meta分析）
第二级 证据来源于类实验性研究 RCT与类实验性研究结合或纯类实验性研究的系统综述（含或不含 Meta 分析）
第三级 非实验性研究； RCT、类实验性研究与非实验性研究结合的系统综述，或纯非实验性研究系统综述（含或不含Meta 分析）；质性研究或系统综述（含或不含 Meta 综合）

表 6.4 研究型证据质量评价体系

质量指南
A 优（质量高）：一致性高，具有推广价值的结果；研究设计所需样本量充足；控制良好；结论具有定义性；一致性高、出发点为包含了引用科学证据的综合文献综述所给出的实践意见 B 良（质量良好）：具有一定一致性的结果；研究设计所需样本量充足；具备一定的控制，结果具有一定定义性；具备一定的实践意义，包含了适量的引用科学证据的综合文献综述 C 次（质量低或存在重大缺陷）：证据不足，结果不具有一致性；研究设计所需样本量不足；无法得出结论

研究证据质量评级

可供选择的研究评价清单与评级方法的数量之大给 EBP 团队带来了巨大挑战。用于评定科学证据质量的工具一般包含明确的标准，根据证据类型的不同具有不同的特性。EBP 团队经常不具备评价方法论利弊的综合知识，在解读这些标准时有局限性。EBP 团队需要引入具备解读研究与统计知识的人员来协助完成评价流程，一般来说可选择具有博士学位的护士。

任何 EBP 技能的提高都是逐渐进展的，因此 JHNEBP 模型采取了广泛定义的质量评级。如此既为 EBP 团队提供了一定的架构，又使团队可以对已有知识与经验进行批判性的运用。如表 6.4 所示，该评级表的运用兼顾了研究型与非研究型证据的质量评价。

质量判定应具备相对性。对流程中的任何一点、每一个成员或小组都应对证据进行相同的解读。随着团队在审阅与评价研究过程中的经验积累，成员们做出决策的信心评级也会随之上升。

研究型证据强度的评级

执行良好的研究证据（质量为良到优）一般而言比其他种类的证据具备更高的强度评级。在评价单项研究时，有三大主要模块：研究设计，作为证据等级已进行过讨论；研究质量，主要关注研究方法与执行情况，尤其关注要研究局限性，这决定了评价者对于某项研究效果是否足以支持建议的信心（Balshem et al.，2011）；以及研究直接性，也就是研究对象、干预以及结果测量与研究计划的相似程度。

团队在评价所回顾证据的总体强度时，要加入第四个模块：一致性，也就是所评价研究效果的规模和/或方向的相似性。对研究设计的确认以及对特定证据类型的效度上的威胁因素的考察，也会帮助 EBP 团队确定研究型证据的整体强度与质量。

Meta 分析的强度（第一级证据）

Meta 分析中得出建议的证据强度取决于该分析中研究的类型与质量，以及 Meta 分析本身的设计。需要考虑的因素包括取样标准（研究中所含的原始研究）、原始研究质量以及研究结果的差异性（变化性）（Polit & Beck，2008）。

第一，EBP 团队需要考察 Meta 研究中所含研究设计的类型（证据等级）。最高等级的 Meta 研究中只含随机对照试验，这些研究中提炼出的证据为第一级证据。某些 Meta 分析包含类实验性研究或非实验性研究的数据，其证据等级要以分析中所含最低级别的研究设计为准（如若 Meta 研究中含有实验性和类实验性研究，那么该 Meta 研究等级为第二级）。

第二，EBP 团队应该考察 Meta 分析中所含研究的质量。EBP 团队要评价 Meta 分析中的证据，Meta 分析的报告必须足够详细，使读者能够理解其中所含的研究。

第三，EBP 团队应该对 Meta 分析的质量做出评价。Meta 分析报告应明确提出研究焦点问题；描述系统的、可复制的文献检索过程；确定研究选题的系统流程；罗列出对所有研究的详细特征描述和质量评价；以及对整合研究所用统计方法的报告（Hussin，Bookwala，Sancheti，& Bhandari，2011）。

实验性研究的强度（第一级证据）

针对所研究的课题开展设计精良的 RCT 研究，所得出的证据强度是最强的（第一级）（如表 6.3 所示）。从相同人群的不同样本中得到同样结果的 RCT 同样可以产出第一级证据。本章前部分谈到内部效度，指的是有关结果与原因的推论为真的程度。内部效度只与那些目的是建立因果关系的研究相关。Polit，Beck（2008，p. 295）提到"真正的实验具备很强的内部效度，因为干预与随机这两点常常能让研究者排除掉绝大部分对结果的其他解释"。针对实验性研究内部效度的潜在威胁一是偏倚，也称作系统错误，指的是研究设计、操作、报告的方式产生了系统性上不实的结果；二是随机错误，指的是测量数据中的偶然误差（Akobeng，2008）。

偏倚种类包括选择偏倚（Selection Bias）、混杂偏倚（Confounding）、实施偏倚（Performance Bias）、测量偏倚（Detection Bias）以及损耗偏倚（Attrition Bias）。

- 虽然随机性的设计是为了去除选择偏倚，但随机过程本身可能出现问题（Akobeng，2008）。EBP 团队为找出潜在选择偏倚而可能提出的问题包括"作者是否清晰描述了产生患者分配随机序列的方法？研究对象是否对接下来的处理分配不知情？研究者是否遵从了随机的处理，分配是否有改动？"

- 混杂偏倚是另一类可能出现在研究型研究中的偏倚情况，指的是由于干预措施与其他影响结果的因素产生关联而出现测量干预效果的手段失真的情况（Akobeng，2008）。举例来说，保险报销制度改变可能会影响到一个正在研究跨学科讨论效果的病房中住院时长缩减的情况。虽然随机性旨在平衡已知与未知的混杂偏倚因素，但这种对混杂偏倚因素的控制会受到样本量以及组别基底特性的影响。
- 当向对照组对象提供的治疗与干预组中存在系统性变化时，则可能产生实施偏倚。举例来说，在研究创伤治疗方案时，两个病房中若是用了不同的床垫则会对结果造成影响。
- 当两个组别在结果评估中存在系统性差别时，可能会造成测量偏倚（Akobeng，2008）。举例来说，一个组别由认证创伤护士领导，另一个组别由普通资深护士领导，两组中具备更高级别专业知识的一组就可能具备更强的结果评估能力。另一个测量偏倚的例子为：研究者由于了解干预措施的效果或了解了患者所接受的治疗（实验组或对照组），就会在试验中影响对患者的管理。最佳的情况为研究者与研究对象对随机分组情况都不了解，这称作双盲法。例如，研究对象、医护者或其他参与研究人员都不知道研究对象服用的是维生素补充剂还是安慰剂（非活性物质）。此法的目的是减少研究对象与研究者双方的偏倚。有时对实验对象实行双盲法让其不知道试验所用的治疗方式是可能的，但却不能对施行试验治疗或对照治疗的研究者这么做（如比较两组患者的宣教策略），我们将这种情况成为单盲法。
- 当患者由于脱离研究或在后续随访中流失时，则会产生损耗偏倚（Akobeng，2008）。脱离的患者可能不能代表继续参与研究的对象，因此分析时应包括所有进行了随机分配的对象，无论对象是否完成了整个研究。

外部效度指的是结果在不同对象、环境背景以及流程中适用的程度。临床医护人员的 RCT 中最常见的批评就在于缺少外部效度。具备内部效度的 RCT 可能会由于缺少外部效度（无法应用在相关人群上）而在临床性上出现局限。影响实验性研究外部效度的因素包括：背景选择、患者选择、随机化患者的特性、试验规程与常规实践间在流程、效果评估及随访上的区别、副作用的处理（Rothwell，2010）。团队为了找出外部效度的潜在风险而提出的问题包括“我们有多大信心认为研究结果可由样本转到整个人群？研究对象是否在自变量干预前就存在内在差异（选择偏倚）？研究参与者是否因为知道自身处于被观察状态而做出了特定反应（霍桑影响）？研究者行为或特性是否会影响研究对象的反应（实验者影响）？在多中心研究中，研究协作者在不同地点管理试验时是否存在不同？更频繁的对象跟进或让对象接受诊断测试是否对结果造成了意外影响？研究脱离比例过高是否会影响样本的代表性？样本量是否充足？”

类实验性研究的强度（第二级证据）

从设计精良的类实验性研究中所得的证据强度低于实验性研究型证据，但是当从道德的角度、实际问题以及可行性方面无法进行 RCT 时，则需采用类实验性研究。因此，一项设计精良的类实验性研究所得出的证据强度评级为第二级（见表 6.3）。

与实验性研究一样，影响类实验性研究内部效度的因素包括熟化、测试、仪表化，其他因素还包括历史与选择（Polit & Beck，2008）。在研究中出现的外部事件（历史威胁）会影响研究对象对调查干预或治疗的反应。另外，当群组未经过随机分配时，非对等群组的属性意味着先前存在的差异会对结果造成影响。EBP 团队为了找出影响内部效度的因素而提出的问题包括“在研究中是否出现了可能影响研究结果的事件？在研究中，研究对象内部的过程是因为时间进展（熟化）出现，而非实验干预措施的结果？前测试是否会对其后测试的表现造成影响？两次测试的测量方式与流程是否一致？”

在外部效度方面，与样本设计相关的风险（如患者选择以及非随机化患者的特性）会影响整体结果。即便是在无法进行随机分组的情况下，研究对象的随机选择也可以提升外部效度。

非实验性研究以及定性研究的强度（第三级证据）

设计精良的非实验性研究与定性研究所产生的证据强度在研究型证据等级中级别最低（第三级），但仍旧强于非研究型证据。内部效度相关问题不适用于审阅描述性设计（定量或定性）。

在考察定量非实验性研究外部效度的潜在风险时，EBP 团队可以采用实验型和类实验性研究中所用的问题。除此之外还可以追加一些问题，例如，“研究者是否试图通过谨慎的对象选择标准来对随机变量进行控制？研究者是否试图将研究对象做出舆论导向（社会认可）反应的可能性降到最低？研究是否依赖记录性材料来作为数据来源？在方法论研究中（对研究手段与方法的开发、测试与评估）所选对象是否来自于该测试将会施用的人群？调查反应率是否足以将结果推广到目标人群？在历史性研究中，数据是否真实可靠？”

定性研究中存在着许多效度问题。现已有数种确认定性研究效度的方式，最为常见的三种方法为：

- 交互效度（Transactional Validity），研究者与研究对象间采用可信度、成员检查、三角法等工具进行的交互性过程。
- 转换效度（Transformational Validity），研究者一方在与研究对象工作的过程中产生了社会改变且包括了研究者自我反思与情感互通的推进过程。
- 整体效度（Holistic Validity），具备叙述性、客观性的开放过程，融入了多种意见，对文本与行动的效度都进行了反思。

定性研究的效度问题颇为复杂，因此 EBP 团队应评估研究者是否很好地讨论了他们如何确定特定研究的效度。

Meta 综合的强度（第三级证据）

对定性研究进行评估和综合会遇到许多的困难，因此 EBP 团队可能会在评估 Meta 综合的质量时不知所措。从宽广的角度来看待这些综述可以让团队从中找出质量的指示信息，这类指示信息在定量与定性总结性研究手法中都可以找到。

明确的检索策略、入选标准与排除标准、方法论细节（不仅仅是入选研究的方法论，还应包括 Meta 综合本身的操作）、研究质量的审阅管理这几方面都应加以注意。与其他总结性研究形式类似，"Meta 综合应由一组专家展开，因为对研究评估、编码、绘图、测绘以及阐述的过程进行多角度作业会带来额外的见解，从而对综述主题有一个更完整的解读"（Jones，2004，p. 277）。

EBP 要铭记于心的一点就是与研究强度和弱点相关的判断以及与目标人群建议的合适性相关的判断都具有特定的背景，并且也要以所提出的问题为准。某些情况或环境（如临床背景或一天中的时间段）关系到特定干预建议的适用性的确定。

研究文献的阅读建议

参与 EBP 活动的团队都应是学术论文的优秀读者和解释者。研究报告的完整程度与读者对报告中所用术语的理解能力决定了 EBP 团队的整体努力会得到促进还是受到阻碍。虽然对于研究文献的撰写有各类标准，但不同期刊对于这些标准执行的严格程度却不相同。发表研究论文的经典元素包括大标题（title）、摘要（abstract）、引言（introduction）、方法（method）、结果（results）、讨论（discussion）和结论（conclusion）（Lunsford & Lunsford，1996）。读者会发现有些研究报告中并没有用小标题来说明这些元素，虽然这些成分可能并不缺失。举例来说，很多时候研究报告中的引文与结论部分就没有相应的小标题。

标题

在检索书面研究型证据时，EBP 团队会遇到一系列潜在文献的标题。标题是判断一份文献是否被纳入 EBP 文献检阅范围的起点。理想情况下，文章标题本身应该提供相关信息帮助读者理解报告的研究类型。一个好标题里包括了完成事项、事项对象以及事项完成方式。如在标题“痴呆患者家庭双向支持项目的随机对照试验”（Wang & Chien，2011）中，读者可以一目了然地了解完成事项（家庭双向支持项目干预）、事项对象（痴呆患者）以及事项完成方式（随机对照试验）。

一般情况下，非常贴近 EBP 问题的文献不进行检阅，因为标题并未就相关性给出提示。如“男性退伍军人尿道感染率与洁净间歇导尿术中重复使用导尿管的关系”（Kannankeril，Lam，Reyes，& McCartney，2011）这一标题，虽然读者知道这篇文献是有关接受了洁净间歇导尿术的男性退伍军人尿道感染率的问题（事项与对象），但文献标题却并没有提示读者这是一份采用了描述性设计的非实验性研究报告。这份标题更贴近回顾性意见而不是研究报告。

摘要

摘要一般在大标题和作者部分的下方，并会使用文本框、底纹或斜体的方式与其他文本分开。一份好的摘要涵盖的信息包括研究目的、方法、结果、结论以及临床相关性。Huck（2004，p. 14）认为“摘要能够给读者提供一份研究的快速概览，从而让读者了解文献内容是否符合其研究兴趣”，但要注意，团队绝不可仅通过阅读摘要就取代全文献的审阅，摘要只能作筛选用途。

引言

若摘要部分显示文献具备相关性，团队就可以进入引言部分的审阅阶段。引言包括了研究背景以及问题陈述，告知读者调查者选择开展这份研究的原因。对于背景的陈述最好是在文献综述中展开，并且作者还应找出已知信息和该研究待发掘（或回答）内容之间的空白。引言中应包含清晰直接的目的陈述与预期结果或假设陈述。目的陈述一般情况下会紧贴文献第一个主要小标题前出现，但并不是绝对的。

结论

结论中应包含简短的结果陈述以及研究影响（Lunsford & Lunsford，1996）。如果文中没有单独小标题明确标出结论部分，则结论一般在讨论部分最后出现。

方法

该部分细致描述了研究实施的方式（研究步骤），从而使读者在有需要的情况下可以重复这项研究。举例来说，若干预措施为安慰剂的使用，那么安慰剂的属性则应有明确陈述。调查者应当明确界定目标研究人群，并且清晰描述入选标准与排除标准，还需包括研究对象的入选方式以及实际参与研究人群的人口特点。并且如果研究中采用了工具化的方式，则须在方法部分将工具质量的证据也纳入，即便所用的工具是已经发布且广为人知的。最后，研究报告还需包含数据收集与分析的方法。

结果

研究结果中列出了所有数据分析，但不含评论内容。应尤其注意图表与表格，二者为大部分论文的核心内容。要注意结果是否存在统计学意义与临床意义，并查阅不熟悉的术语、符号与逻辑。

讨论

在讨论部分，应该使结果与引言中的材料密切相关。在这部分要针对研究发现展开讨论，并解释结果的意义。还要说明研究的主要局限性与弱点，并且列出用于这些问题的策略，研究发现的广义内涵也应做出陈述。

作者有时会通过语言来对读者施加影响，因此审阅时必须要保持谨慎。Graham（1957）在其对阅读文献的经典讨论中提到，研究者可能会通过夸大结果或者使用断言性的语句将研究发现的陈述包装成广泛认定的事实（对于类似“人们普遍认为……”这一类的模糊表达要批判看待）。

整体报告

研究文献各部分之间应该是联系紧密的，并且给读者提供了充分的信息来对各部分间的联系做出评判。文中所提出的任何假设都应从文献综述中直接产生。讨论与结论部分的论述都应有研究结果的支撑。

EBP 团队应尤其注意重复发表的文献，也就是基于同样的研究而做出的多于一次的报告发表。“对原研究的重复发表尤其棘手，因为若不加以注意其会造成单份研究结果的重复计算或偏重不当，这将会扭曲已有证据的可靠性”（国际医学期刊编辑委员会，2010，IIID2）。

评价研究证据实用工具

研究证据评价工具表（见附录 E）用于评价研究证据的强度与质量。工具表前部分包含了几个问题来引导团队确定证据强度等级以及审阅过程中的原始研究质量。从至少一份设计精良的随机对照试验（RCT）所提炼出的证据强度（第一级）要强于从至少一份设计精良的类实验性研究（第二级）、非实验性研究（第三级）或质性研究（第三级）中所提取的证据。工具表反面包括了针对研究方法以及研究执行情况的问题，以帮助确定研究质量。

EBP 团队可以使用单个证据总结工具表（见附录 G）来总结回答 EBP 相关问题单个证据的主要研究发现。该表可以让团队在一份文件中浏览每一份证据来源的相关信息（作者、证据类型、样本类型与样本量、环境背景、有助于回答 EBP 问题的研究发现、局限性、证据级别以及质量评级）。

EBP 团队可使用综合与建议工具表（见附录 H）来记录每一级别证据的数量，确定每一级别的整体质量评级，综合研究发现得出结论，看是否需要改变流程或系统。团队的最终建议在工具表底部予以罗列。附录 I 证据综合指南就如何综合证据做出了指导。

给护理管理者的建议

从研究中获得的知识只有通过与他人的分享，以及合理转化为实践后才能发挥作用。一直以来，专业标准都要求护理人员将包括研究发现在内的最佳证据融入实践中。研究型的文献无论是对于护理初学者还是资深护理专家都颇具挑战，阅读科学论文“一方面需要具备经验与技能，另一方面需要了解该特定领域的词汇”（McNeal，2005）。护理领导者可通过提供评价研究证据所需的知识与技巧来支持 EBP。临床护理人员只有通过不断地学习，才能获得充足的信心将研究中所获得的证据融入患者的日常护理中去。

总结

研究证据的评价一直以来给非研究者们带来了诸多困难，本章节则为 EBP 团队提供了指导研究证据评价的实用信息。概述了研究证据的不同类型，包括单项研究与多项研究总结。本章还给出了研究报告的审阅建议，以及如何评价研究证据的强度与质量的指南。

参考文献

Agency for Healthcare Research and Quality（AHRQ）.（2011）. Evidence-based practice centers. Retrieved from http：//www. ahrq. gov/clinic/epc/

Akobeng，A. K.（2008）. Assessing the validity of clinical trials. *Journal of Pediatric Gastroenterology and Nutrition*，47（3），277－282.

Allen，M.（2011）. Violence and voice：Using a feminist constructivist grounded theory to explore women's resistance to abuse. *Qualitative Research*，11（1），23－45.

Balshem，H.，Helfand，M.，Schünemann，H. J.，Oxman，A. D.，Kunz，R.，Brozek，J.，… Guyatt，G. H.（2011）. GRADE guidelines：3. Rating the quality of evidence. *Journal of Clinical Epidemiology*，64（4），401－406.

Barnett-Page，E.，& Thomas，J.（2009）. Methods for synthesis of qualitative research：a critical review. *BMC Medical Research Methodology*，9，(59).

Beauvais，A. M.，Brady，N.，O'Shea，E. R.，& Griffin，M. T.（2011）. Emotional intelligence and nursing performance among nursing students. *Nurse Education Today*，31（4），396－401.

Beck，C. T.（2009a）. Metasynthesis：A goldmine for evidence-based practice. *AORN*，90（5），701－702，705－710.

Beck，C. T.（2009b）. Viewing the rich，diverse landscape of qualitative research. *Perioperative Nursing Clinics*，4（3），217－229.

Belli，G.（2009）. Analysis and interpretation of nonexperimental studies. In S. D.，Lapan，& M. T. Quartaroli，(Eds.). *Research Essentials*：*An Introductions to Designs and Practices*（pp. 59－77）. Retrieved from http：//media. wiley. com/product_ data/excerpt/95/04701810/0470181095－1. pdf

Ceber，E.，Turk，M.，& Cicekliogl u，M.（2010）. The effects of an educational program on knowledge of breast cancer，early detection practices，and health beliefs of nurses and midwives. *Journal of Clinical Nursing*，19（15－16），2363－2371.

Chazelle, E., Lemogne, C., Morgan, K., Kelleher, C. C., Chastang, J. F., & Niedhammer, I. (2011). Explanations of educational differences in major depression and generalised anxiety disorder in the Irish population. *Journal of Affective Disorders*, 134 (1-3), 304-314. June 14, Epub ahead of print.

Cho, J., & Trent, A. (2006). Validity in qualitative research revisited. *Qualitative Research*, 6 (3), 319-340.

Chong, P. H., Poon, W. H. (2011). The lived experience of palliative homecare nurses in Singapore. *Singapore Medical Journal*, 52 (3), 151-157.

The Cochrane Collaboration. (2010a). The Cochrane Collaboration. Working together to provide the best evidence in health care. Retrieved from http://www.cochrane.org/

The Cochrane Collaboration. (2010b). Cumulative meta-analysis. Retrieved from http://www.cochrane.org/glossary/5

Cohen, J. (1988). *Statistical power analysis for the behavioral sciences.* New York: Academic Press.

Dybitz, S. B., Thompson, S., Molotsky, S., & Stuart, B. (2011). Prevalence of diabetes and the burden of comorbid conditions among elderly nursing home patients. *American Journal of Geriatric Pharmacotherapy*, 9 (4), 212-223.

Ellis, P. D. (2010). Effect sizes and the interpretation of research results in international business. *Journal of International Studies*, 41, 1581-1588.

Fouquier, K. F. (2011). The concept of motherhood among three generations of African-American women. *Journal of Nursing Scholarship*, 43 (2), 145-153.

Garson, G. D. (2011). *PA 765. Statnotes. Topics in multivariate analysis.* Retrieved from http://faculty.chass.ncsu.edu/garson/PA765/statnote.htm

Gliner, J. A., Morgan, G. A., & Leech, N. L. (2009). *Research methods in applied settings: An integrated approach to design and analysis* (2nd ed.). London: Taylor & Francis Group.

Gordis, L. (2009). *Epidemiology.* Philadelphia, PA: Saunders Elsevier.

Graham, C. D., (1957). A dictionary of useful research phrases. Originally published in*Metal Progress.* 71 (5). Retrieved from http://www.ece.vt.edu/thou/Dictionary%20of%20Useful%20Research%20Phrases.htm

Hayat, M. (2010). Understanding statistical significance. *Nursing Research*, 59 (3), 219-223.

Higgins. J. P. T., & Green, S. (Eds.). *Cochrane handbook for systematic reviews of interventions*, (Version 5.1.0 [Updated March 2011]). The Cochrane Collaboration, 2011. Retrieved from www.cochrane-handbook.org

Hill, K. S. (2011). Work satisfaction, intent to stay, desires of nurses and financial knowledge among bedside and advance practice nurses. *Journal of Nursing Administration*, 41 (5), 211 -217.

Huck, S. W. (2004). *Reading statistics and research* (4th ed.). Boston, MA: Pearson Allyn and Bacon.

Hussain, N., Bookwala, A., Sancheti, P., & Bhandari, M. (2011). The 3-minute appraisal of a metaanalysis. *Indian Journal of Orthopaedics*, 45 (1), 4 -5.

International Committee of Medical Journal Editors. (2010). *Uniform requirements for manuscripts submitted to biomedical journals: Writing and editing for biomedical publications.* Retrieved from http://www.ICMJE.org

Jones, K. R. (2010). Rating the level, quality, and strength of the research evidence. *Journal of Nursing Care Quality.* 25 (4), 304 -312.

Jones, M. L. (2004). Application of systematic review methods to qualitative research: Practical issues. *Journal of Advanced Nursing*, 48 (3), 271 -278.

Jones, D., Duffy, M. E., & Flanagan, J. (2011). Randomized clinical trial testing efficacy of a nursecoached intervention in arthroscopy patients. *Nursing Research*, 60 (2), 92 -99.

Kannankeril, A. J., Lam, H. T., Reyes, E. B., & McCartney, J. (2011). Urinary tract infection rates associated with re-use of catheters in clean intermittent catheterization of male veterans. *Urologic Nursing*, 31 (1), 41 -48.

Knowles, A. (2011). Resilience among Japanese atomic bomb survivors. *International Nursing Review*, 58 (1), 54 -60.

Lu, C. Y. (2009). Observational studies: A review of study designs, challenges, and strategies to reduce confounding. *The International Journal of Clinical Practice*, 63 (5), 691 -697.

Lunsford, T. R., & Lunsford, B. R. (1996). Research forum: How to critically read a journal research article. *Journal of Prosthetics and Orthotics*, 8 (1), 24 -31.

Mays, M. Z., & Melnyk, B. M. (2009). A call for reporting of effect sizes in research reports to enhance critical appraisal and evidence-based practice. *Worldviews on Evidence-Based Nursing*, 6 (3), 125 -129.

Mazanec, S. R., Daly, B. J., Douglas, S., & Musil, C. (2011). Predictors of psychosocial adjustment during the post-radiation treatment transition. *Western Journal of Nursing Research*, 33 (4), 540 -559.

McHugh, M. D., Shang, J., Sloane, D. M., & Aiken, L. H. (2011). Risk factors for hospital-acquired "poor glycemic control": A case-control study. *International Journal for Quality in Health Care*, 23 (1), 44 -51.

McNeal, A. (2005). How to read a scientific research paper—A four-step guide for students and for faculty. Retrieved from http：//helios. hampshire. edu/ ~ apmNS/design/RESOURCES/HOW _ READ. html

Metge，C. J. （2011）. What comes after producing the evidence? The importance of external validity in translating science to practice. *Clinical Therapeutics*，33 （5），578 –580.

Moher，D. ，Liberati，A. ，Tetzlaff，J. ，Altman，D. G. ，& PRISMA Group. （2009）. Preferred reporting items for systematic reviews and meta-analyses the PRISMA statement. *Journal of Clinical Epidemiology*，62 （10），1006 –1012.

Montori，V. M. ，Kleinbart，J. ，Newman，T. B. ，Keitz，S. ，Wyer，P. C. ，Moyer，V. ，& Guyatt，G. ，for the Evidence-Based Medicine Teaching Tips Working Group. （2004）. Tips for learners of evidencebased medicine：2. Measures of precision（confidence intervals）. *Canadian Medical Association Journal*，171 （6），611 –615.

Noblit，G. W. ，& Hare，R. D. （1988）. *Meta-ethnography：Synthesizing qualitative studies.* Newbury Park，CA：Sage.

Palumbo，M. V. ，Marth，N. ，& Rambur，B. （2011）. Advanced practice registered nurse supply in a small state：Trends to inform policy. *Policy，Politics，& Nursing Practice*，12 （1）：27 –35 May 25，ePub ahead of print.

Polit，D. F. ，& Beck，C. T. （2008）. *Nursing research：Generating and assessing evidence for nursing practice*（8th ed. ）. Philadelphia：Lippincott Williams & Wilkens.

Roberts，C. A. （2010）. Unaccompanied hospitalized children：A review of the literature and incidence study. *Journal of Pediatric Nursing*，25 （6），470 –476.

Rothwell，P. M. （2010）. Commentary：External validity of results of randomized trials：Disentangling a complex concept. *International Journal of Epidemiology*，39 （1），94 –96.

Ruffin，P. T. （2011）. A history of massage in nurse training school curricula（1860 –1945）. *Journal of Holistic Medicine*，29 （1），61 –67.

Schmied，V. ，Beake，S. ，Sheehan，A. ，McCourt，C. ，& Dykes，F. （2011）. Women's perceptions and experiences of breastfeeding support：A metasynthesis. *Birth*，38 （1），49 –60.

Schmid，A. ，Hoffman，L. ，Happ，M. B. ，Wolf，G. A. ，& DeVita，M. （2007）. Failure to rescue：A literature review. *Journal of Nursing Administration*，37 （4），188 –198.

Sigma Theta Tau International. （2011）. *Worldviews on evidence-based nursing.* Retrieved from http：//onlinelibrary. wiley. com/journal/10. 1111/（ISSN）1741 –6787

Sword，W. ，Landy，C. K. ，Thabane，L. ，Watt，S. ，Krueger，P. ，Farine，D. ，& Foster，G. （2011）. Is mode of delivery associated with postpartum depression at 6 weeks：A prospective cohort study. *BJOG：An International Journal of Obstetrics and Gynaecology*，118 （8），966 –977.

Taddio, A., Shah, V., & Katz, J. (2009). Reduced infant response to a routine care procedure after sucrose analgesia. *Pediatrics*, 123 (3), e425 – e429.

Tavares de Souza, M., Dias da Silva, M., & de Carvalho, R. (2010). Integrative review: What is it? How to do it? *Einstein*, 8 (1 Pt 1), 102 – 106.

Trochim, W. M. K. (2006). The Research Methods Knowledge Base. (2nd ed). Retrieved from http://www.socialresearchmethods.net/kb/ (version current as of August 10, 2006). van Manen, M. (1997). Researching lived experience: Human science for an action sensitive pedagogy (2nd ed.). London, Canada: The Althouse Press.

Wang, L. Q., & Chien, W. T. (2011). Randomised controlled trial of a family-led mutual support programme for people with dementia. *Journal of Clinical Nursing*, 20 (15 – 16), 2362 – 2366.

Werner, R. A., Gell, N., Hartigan, A., Wiggermann, N., & Keyserling, M. (2011). Risk factors for hip problems among assembly plant workers. *Journal of Occupational Rehabilitation*, 21 (1), 84 – 89.

Wu, L., Forbes, A., Griffiths, P., Milligan, P., & While, A. (2010). Telephone follow-up to improve glycaemic control in patients with Type 2 diabetes: Systematic review and meta-analysis of controlled trials. *Diabetic Medicine*, 27 (11), 1217 – 1225.

Yoo, H., Kim, S., Hur, H. K., & Kim, H. S. (2011). The effects of an animation distraction intervention on pain response of preschool children during venipuncture. *Applied Nursing Research*, 24 (2), 94 – 100.

7

非研究型证据评估

沙拉·J. M.（乔蒂）夏菲尔，PhD，RN

海莉·D. 马克，PhD，MPH，RN

EBP 的显著特点之一是证据来源多种多样。研究型证据不存在或不足以回答实践问题时，护理人员可以参考能为实践提供指导的非研究型证据。

这类证据包括从个体、美学和道德角度进行的认知过程中所获取的信息（Carper, 1978），如从业者个人、患者及其家属的专业技能、经历和价值观。本章为方便教学把非研究型证据划分为证据总结（临床实践指南、共识或立场声明、文献综述），机构经验（质量提升、财务与项目评估数据），专家意见（个人评论或意见、病例报告），社区规范，临床医师经验和消费者偏好。本章将：

- 描述非研究型证据种类
- 阐述评价此类证据的策略
- 针对如何培养护理人员评价非研究型证据的能力提出建议

研究型证据总结

诸如临床实践指南、共识或立场声明、文献综述这样的研究型证据总结，是实践问题相关证据的极佳来源。这些形式的证据回顾并综合了所有研究（不只是实验性研究）。然而，它们没有被分类为研究型证据，因为研究型证据总结经常不全面，并且可能不包括对研究质量的评价。

临床实践指南和共识/立场声明

临床实践指南（CPG）是经过系统化的制订过程形成的针对临床实践和循证决策的指导意见（Polit & Beck，2010）。这类指导意见综合了可获取的实验和临床证据与床旁护理经验，接受评论、指正并会更新（Deresinski & File，2011）。共识或立场声明（CS）和 CPG 类似，也是经过系统化制订过程形成的指导意见，但不一定得到研究结果的证实。CS 是对最佳实践的概述，多用于指导专业机构成员的决策，而不是为实践提供具体的步骤解析（Lopez-Olivio，Kallen，Ortiz，Skidmore，& Suarez-Almazor，2008）。

过去 20 年里 CPG 和 CS 的数量增长迅速。为了帮助从业者判断 CPG 的质量，美国国家医学院（the Institute of Medicine，IOM）确定了优质 CPG 的八项理想特性：效度、信度和可复制性、临床应用性、临床灵活性、明晰性、成文、多学科参与制订过程、定期回顾计划（IOM，1992）。由于发表的指南中大多缺乏这些特性，为了提升指南质量并促进指南的实行，业界召开了指南标准化会议（Conference on Guideline Standardization）（Shiffman et al.，2003）。运用一项可信度和有效性有文献证明的指南评审工具，指南研究与评估评审（AGREE）协作组织（The Appraisal of Guidelines Research and Evaluation）协作组织使用一个经证实具有良好信效度的指南评估工具评估各类指南，发现指南质量的最强预测指标是背景信息的可获得性，该组织还发现优质指南多出自得到政府支持的机构或由组织良好的协作项目制订（Fervers et al.，2005）。

为保证指南的制订和更新修订过程的严谨性，美国卫生与公共服务部（U. S. Department of Health and Human Services）的美国医疗保健研究与质量局（the Agency for Healthcare Research and Quality，AHRQ）发起的美国国家临床实践指南数据库（The National Guideline Clearinghouse，NGC）制订了一系列标准（NGC，2011）。其中包括针对临床实践指南的要求：

- 制订过程须成系统化，包含帮助医护人员和患者做出决策的指导意见、策略或信息
- 至少由一家医学专科协会、相关专业学会、公共或私有机构、政府部门、卫生保健组织或计划的官方资助
- 指南须记录对同行评议期刊中现有研究型证据的系统文献检索和综述，该检索和综述记录应可供他人核实且支持指南中的信息
- 指南须是在过去 5 年内制订、评审或修改的，并且有英文的纸质版或电子版

这些严格的标准确保了 NGC 的高质量。《女性心血管病预防指南（2011 年更新版）》（Effectiveness-based Guidelines for the Prevention of Cardiovascular Disease in Women—2011 Update）是一套符合 NGC 严格要求的指南（Mosca et al.，2011）。

虽然有这些建议，但指南的制订过程和结果的汇报方式仍有千差万别（Kuehn，2011）。为解决这类指南质量问题，IOM 公布了两份报告，就临床实践指南设定了标准（IOM，2011）。IOM 确立了制订 CPG 的八项规范准则（见表 7.1）。这些标准阐述了指南中应包含的信息及其制订过程必须遵循的程序。

表 7.1 临床实践指南（CPG）标准和说明

标准	说明
建立透明度	公开指南的制订和筹资过程
公开利益冲突［conflict（s）of interest，COI］	指南制订者和委员会主席不应有利益冲突。资金提供者不参与 CPG 的确立。公布指南制订小组各成员所有的 COI
平衡指南制订小组的成员构成	指南制订者应包括不同学科的人士、患者、患者代言人或患者消费者组织
采用系统评价	CPG 制订者应采用符合美国国家医学院（IOM）标准的系统评价
确立证据基础，明确指南提出的指导意见的强度	对指导意见的强度有明确的评级标准
清晰阐述指导意见	应采取标准的格式阐述指导意见，使他人能够评估指导意见的合规情况
纳入外部评审员	外部评审员应代表所有利益相关方，他们的身份应该保密。在外部评审阶段或之后应公开 CPG 的草案
更新指南	当出现新证据表示需要更新 CPG 时，应该及时更新。记录 CPG 的发布日期、系统证据评价日期和建议的未来评价日期

文献综述

“文献综述”是一个概括性的词语，通常是指对发表文献的总结，但并没有对证据质量和强度进行系统评估。传统的文献综述不局限于科学文献的总结，它们也包括对非科学文献中信息进行的叙述性描述，如机构经验报告和专家意见。这样的综述具备系统评价的部分特性，但二者采用的方法不同，对研究的评价和评判性方式也不同。如，针对某问题相关研究的叙述性综述可能会列出全面的、甚至是可复制的文献检索策略，但却没评估综述中研究的质量。不同的文献综述在文献检索的全面性方面也千差万别，而且通常不包含关于某研究主题的所有可获取证据的总结（Grant & Booth，2009）。

叙述性文献综述的例子之一是《文献综述：模拟教学在注册前护理教育中的作用》（The Role of Simulation for Learning within Pre-registration Nursing Education—A Literature Review）（Ricketts，2011），该综述的信息来源于已经发表的关于司法精神健康护理人员所必备的能力、知识和技能的研究和报告。

阐释研究型证据总结中的证据

尽管业界人士为保证质量付出了诸多努力，但 CPG 和 CS 从现有证据中汲取信息的程度依然存在较大的差异。大部分指南是基于专家的系统评价制订的，而这些专家的目的是为了得出特定的临床结论（IOM，2001）。此外，指南可能缺乏具体性，无法保证在统一临床情景中对所有患者实施的操作具有一致性。鉴于 EBP 团队获取的证据数量可能有限或得到的证据相互冲突，团队需要在提出建议时运用评判式思维和判断力。

为解决有关 CPG 方法学质量的问题，一个国际协作组织提出了 AGREE 工具（http：///www. agreetrust. org/about-agree/introduction），该工具包含 23 个条目和用户手册（AGREE 研究基金会 The AGREE Research Trust，2009；Brouwers et al.，2010）。能够体现 CPG 质量的关键指标包括指南的范围和目的、利益相关方的参与度、制订过程的严谨性、明晰性和可读性、适用性和编辑独立性（Singleton & Levin，2008）。

近来，对临床实践指南公平性的评价开始受到关注。这一现象产生的原因是由于某些群体可能会因居住地、种族、职业、性别、宗教、教育、社会经济地位、社交网络和财富这些因素而遭遇不公平的对待（Dans et al.，2007）。在合适的情况下，EBP 团队必须考虑对弱势患者群体实施 CPG 时的社会政治因素。

患者群体的年龄因素同样很重要。在实施已发布指南的指导意见前要考虑儿童与成人之间在身体构造、生理机能和生长发育方面的差异。如，Baharestani 和 Ratliff（2007）特意指出，很多新生儿及儿童的压疮预防方案都是从成年人实践指南外推而来的，这不禁让人担忧有压疮风险患儿的需求能否得以满足。

EBP 团队要注意，虽然专家团队制订的指南通常会得到专业组织的认可，但把数据转化为指导意见的过程涉及主观判断，这可能会导致误差和偏倚（Detsky，2006）。财务利益、职位描述、个人研究兴趣和先前经历可能会形成利益冲突。最近 IOM 的专家咨询组建议，制订指南的个体应尽可能避免利益冲突，如果无法做到，那么这些人应只占专家组的少数，并且不应担任主席或联合主席（IOM，2011）。

表 7.2 和 JHNEBP《非研究型证据评价工具表》（见附录 F）列出了检验四级证据的强度和质量时的注意事项 。鉴于许多文献综述都不够全面，表 7.1 列述的特性对临床实践指南、共识声明与对文献综述的适用性会有所不同。

表 7.2　用于回答 EBP 问题的总结性文件的理想特性

特性	说明
对研究现象的适用性	该总结性文献要解决的是现有的特定实践问题吗（相同的群体、相同的情景）？
检索策略的全面性	作者确立的检索策略是否不局限于常用的数据库，如 MEDLINE 和 CINAHL？是否包括了已发表和未发表的文献？
方法的明晰度	作者是否明确说明如何决定在分析中使用和排除哪些研究，以及如何分析数据？
研究结果的一致性和连贯性	对研究结果是否有连贯的组织，从而明确地向读者呈现对相关概念有意义的切分和综合？ 发表物是否含有按逻辑编排的图表，提供与研究结果适用性相关的一致信息？
研究质量的管理	作者是否明确说明了综述是如何管理研究质量的？
局限性的透明公开	是否公开了方法论的局限性？
结论的可信度	结论是否基于证据，并且记录下临床现象的复杂情况？
专家意见的汇总	该综述和综合是由有专业知识的个人还是由专家团队撰述的？

资料来源：改编自 Whittemore（2005），Conn（2004）和 Stetler 等（1998）。

机构经验

机构经验通常体现在质量改进（QI）和财务或项目的评价结果上。这些都是证据的来源，机构的任何层级都有可能产生这类证据。它们也许是 EBP 团队所属机构的内部证据，也有可能是来自外部机构发表的报告。虽然机构内部项目的评价大多是按照科学探究的方式进行，且依照研究的形式来设计，但大多数内部项目评价结果还是不够严谨（第五级）。它们通常包括机构层级的实施前和/或实施后数据和个人对项目满意度的定性报告。如这个项目：《改进本科生社区保健护理教学策略（CHN）项目：服务学习带教实施项目》［Improving Teaching Strategies in an Undergraduate Community Health Nursing（CHN）Program：Implementation of a Service-Learning Preceptor Program）］（Kazemi，Behan，& Boniauto，2011］对学生社区保健护理服务的新项目进行了评价。这个评估项目仅采用了后测方法，结果表明该项目能够节省带教老师的时间，还提高了护理学生的满意度，丰富了他们的实际经验。

质量改进报告

质量改进（Quality Improvement，QI）这一术语可以与质量管理、绩效提升、总体质量管理和持续质量改进相互替换（Yoder-Wise，2011）。这些术语指机构内为改进医疗服务与结果的质量所做的持续努力。QI 是一种机构内作业流程、程序或系统的周期性检验方法。这一信息通常无法外推到这个机构以外的其他机构。此处讨论的机构经验与拟对研究结果进行外推的以质量为中心的研究或健康服务研究截然不同。健康服务研究使用试验性、类试验性和非试验性研究设计（第六章有说明），并且应该根据设计的不同性质进行相应的评议和评价。

QI 是一种自我检测方法，用于指导机构的质量改进工作。在评价非研究型证据时，EBP 团队应该调查与实践问题相关的内部 QI 证据，以及同行机构对类似问题提出的 QI 倡议。随着机构积累的 QI 经验越来越多，它们对 QI 的方法、结果分析以及测量方法也会更加严格（Newhouse，Pettit，Poe，& Rocco，2006）。与研究项目不同，质量改进的研究结果不能推广应用到其他情景中。有可能从研究结果中受益的机构需要根据自身特点做出实施决定。

尽管报告 QI 结果是一个在机构内部开展的流程，但越来越多的、针对高风险问题的质量改进合作项目表明他们很愿意分享项目的结果。如，美国医疗服务促进研究所（the Institute of Healthcare Improvement，IHI）筹建了一个由关注质量的机构组成的学习和创新网络，致力于实现减少再入院治疗、围产期护理等领域的医疗改进。IHI 又进一步开展跨机构合作，通过《可避免再入院治疗全国行动（STAAR）倡议》［the State Action on Avoid- able Rehospitalizations（STAAR）Initiative］（IHI，2011）让支付方、国家和地方的决策者、患者及家属、不同医疗场所和临床相关部门参与合作。这些活动的结果在研讨会和交流大会上展示，给他人提供学习最新改进理念的机会。虽然从 QI 倡议中获取的证据不如科学探究中的强度高，但分享成功的 QI 经历可以帮助机构发现 EBP 问题、开展 QI 项目或借鉴机构外部的实验性研究。

以下是质量改进项目的一个例子，发生在美国犹他州的一个急诊科（Emergency Department，ED）（Henderson，2010）。急诊部工作人员记录了科室遵循 IHI“脓毒症集束化治疗方案”的情况。该 ED 根据自身特殊情况改进了特定操作程序，减少了严重脓毒症发病率，使患者死亡率降低了 50%。这是一项第五级证据，来自某机构实施的质量改进项目。

财务评估

医疗机构财务和质量的测定为估算实践变更相关的费用提供数据。检验最佳实践时，成本节约是非常重要的信息。EBP 团队可以在已发布数据或机构内部报告中找到成本效益和经济评估（第五级）的报告。第十章里的“支撑面与压疮”EBP 项目就是一个成本分析的例子，其中为更换所有床垫的建议给出理由。内部报告用于测定可能的成本节约，而且只受用于一家机构。

财务项目的文献使用的术语包括“经济评估（Economic Evaluation）”，即应用分析技巧来确定、衡量和比较两个或多个备选项目或干预措施的成本和结果（CDC，2007）。医疗决策中常见的一种经济评估是成本效益分析，比较产生同一健康结果的备选干预措施的成本。此类分析的结果可以为项目开展提供正当理由，而实践经验证据为增加项目资金或项目变更提供支持（CDC，2007）。Polit 和 Beck（2010）提供了其他一些经济术语：

- 成本分析：分析备选干预措施的成本和结果。
- 成本收益：把项目的成本和收益转化为具体金额，从而允许从资金的角度对比项目。
- 成本效用：成本效益分析的特殊变体，允许针对不同健康问题的项目（如乳癌普查和糖尿病控制）间的对比，因为对比结果可以被转化为通用健康衡量标准，如质量调整寿命年。

团队可以用 JHNEBP《非研究型证据评价工具表》（见附件 F）评估财务数据。团队在评议报告时要仔细审查目标、方法、衡量标准和结果，还要组织团队讨论，保证理解无误。Carande-Kulis 等人（2003）建议，针对经济研究的入选标准不仅要有分析方法，还要详述方法和相应的结果。在评定经济研究的质量时，《经济评估提取表》（Economic Evaluation Abstraction Form）（2010）这份社区手册建议应思考以下问题：

- 是否完整描述了研究人群？
- 是否明确解释了要分析的问题？
- 研究是否规定了时间表？
- 是否报告了所有开支的数据源？
- 数据源和开支对项目和试验群体是否恰当？
- 是否明确了首要结果衡量标准？
- 结果是否包含了项目的意外结果或影响？
- 对分析模型的汇报是否明确详尽？
- 是否执行了敏感度分析？

不是所有包括成本分析的研究都是财务评估。用成本分析来评估文献时，要注意有些可能是研究，并且应该用《研究型证据评价工具表》（见附录 E）进行评估。例如，Sise 等人（2011）汇报了四年里有关人员配备成本、护患比、患者病情危急度和治疗效果的研究结果。结果显示患者数量增加、医疗效果提升、患者病情危急度保持稳定。评议这份研究后，EBP 团队会发现这实际上是一份描述性纵向非实验性设计研究，运用了几年里对比数据的分析。因此，需要使用研究评估标准来判断证据强度和质量。

专家意见

专家意见的形式包括评论文章、立场声明、病例报告或致编辑函。外部（州市、地区、国家、国际的）对专业人士专家身份的认可对决定 EBP 团队是否信服专家意见至关重要。判定作者的评论和意见的专业度需要另一个步骤。EBP 团队可以审核作者的教育、工作、大学从属关系、同一话题相关发表物，别人是否引用过该作者的著作或该作者是否是获得认可的发言人。例如，Lach（2010）就患者跌倒和对护理行政人员的挑战提出专家意见。该文章可被评为优质，因为作者任教于一所护理学院，发表过与该话题相关的其他作品。她的报告有文献根据，并且用数据支持了自己的观点。

病例报告

病例报告是对个人、小组或其他社会单位的深入调查，通过收集大量的描述性信息来理解对研究现象具有重要意义的问题（Polit & Beck，2010）。其性质可以是定量或定性，记叙单个病例或一个病例研究。《病例研究：直接护理工作者对疗养院临终和死亡的反应》（*Direct Care Workers' Response to Dying and Death in the Nursing Home: A Case Study*）（Black & Rubinstein，2005）记述的是一个在多地进行了多年的人种志研究的一个子研究，涉及访谈、非正式讨论和现场观察这些研究方法，详细描述了直接护理工作者的经历。病例报告的文献也包括单个患者的多个病例。例如，《病例研究：失语症患者重返工作岗位》（*Returning to Work with Aphasia: A Case Study*）（Morris，Franklin，& Menger，2011）列出了某位患者的诸多细节信息。这些报告是对特定患者护理情景轶事记叙的总结。病例报告是针对单个病例的深入分析，可能会对同一现象得出不同的解释，也可能对当前的某些推论（基于其他类型研究得出的推论）提出质疑（Polit & Beck，2010）。虽然 EBP 团队通过病例报告可以深入了解特定的临床情况，但这类报告的推广性有限，因此是第五级证据 。

社区规范

EBP 团队在搜寻数据时，考虑因素之一是社区现行的实践规范。想了解社区规范，EBP 团队要确定医疗服务提供方、部门和机构，向它们寻求证据。团队要编制标准问题一览表，并设计数据收集的系统方法。如，约翰·霍普金斯大学护理学院的学生曾协助过一个 EBP 项目，研究的问题是“在交接班时，护士长能否为患者提供服务、是否会影响护士对工作流程的满意度?”为查明护士长是否有护理患者的任务，EBP 团队中的某位成员联系了当地医院。学生制作了一张数据表，包括有关护理设施、病区、人员配备模式和员工满意度评价的问题。学生在《非研究型证据评价工具表》上记下了联系病区的数量、回复数量、信息来源和来源数量。通过联系其他医院获取信息，使团队有机会与其他机构的临床医护人员交流沟通，共同探讨临床问题。

社交网络、专业机构网站上的博客、特殊利益集团是社区规范的另一信息来源。小儿急救医学数据库（The Pediatric Emergency Medicine Database）（http：//www. pem-database. org/）是一个在线数据库，提供文献和临床问题讨论清单。在这类数据库里都能找到与社区规范有关的信息。

临床医护人员经验

该部分集中讨论护理人员的经验，但要记住，取得 EBP 的最佳实施效果离不开跨学科照护团队的努力，因为医疗服务依赖于不同学科间的合作。

Benner（2011）倡导应把整体护理这一概念作为护理专业性的标志，整体护理认为护理实践必须是基于所有类型的证据（研究型及非研究型）。新入职护士极大地依赖于指南和护理规程来提升技能，他们把患者看作由不同操作程序组成的混合体。更有经验的护理人员不仅了解每一种临床情况，还能意识到护理的各个方面都与患者有关（Christensen & Hewitt-Taylor，2006）。

临床专业知识（第五级）包括技能娴熟度和专业看法两方面，来自医护人员接受的教育和他们在工作中获得的临床经验。个人看法的形成源自过去和现在护理人员与患者之间的互动，对机构或系统内部运作方式的了解会进一步深化专业知识。在循证环境中工作的护理人员致力于个人成长、反思、自我评估、责任担当和终生学习（Dale，2006）。

英国的“实践中的专业知识项目”（The Expertise in Practice Project）（Hardy，Titchen，Manley，& McCormack，2006）指出并探讨了护理人员专业性的特征，以及哪些因素能够促使护理人员专业性的形成。专业性的特征包括：

- 全面的实践知识：从诸多知识来源中汲取信息来指导行动
- 熟练的知识技能：通过分享知识和技能带动他人
- 突显性：通过观察非语言线索了解每位个体的特殊情况
- 道德力量：自觉维护每位个体的尊严和个性
- 了解患者/客户：从每位个体特殊的视角出发，支持患者决策

促成护理专业性的因素包括：

- 反思：不断思考、重新评估和重新计划工作的能力
- 实践组织：工作量的组织和顺序划分
- 自主性与权威性：为困难决策的结果负责
- 良好的人际关系：有目的地经营人脉
- 他人的认可：对工作的定期反馈和认可

EBP 团队成员可以通过调查机构内外部的同行来获取临床护理人员的经验。如，在“支撑面与压疮”的例子（第十章）中，团队记叙了他们对伤口护士进行的调查，

以及采集到的高危患者目前使用的床垫与建议使用的床垫数据。

患者/消费者偏好

患者是医疗服务的消费者，“消费者”一词也指在多种情境中使用医疗服务的更广泛的个体。护理艺术认同人类是自己生命的主动参与者，并且为自己的健康做决定（Milton，2007）。健康是一种生命品质，拥有健康的人能对健康做出最佳描述。患者经历（第五级）是以患者为本的护理方法的核心成分。把患者真实的经历作为证据，让他们可以成为决策制订的主动参与者。这是基于对个人尊重的核心道德价值。每位患者在做护理决策时都会考虑到个人、宗教和文化信仰。来自不同文化、种族、社会和经济阶层的个人与家庭很可能对医疗系统有着非常不同的经历，因此对循证实践也有不同的观点（Birkel，Hall，Lane，Cohan，& Miller，2003）。

经验丰富的护理人员通过询问以下问题把患者偏好融入临床决策中：

- 研究结果和非研究型证据是否和这位患者的护理相关?
- 是否已经把所有基于最佳可获得证据的护理和医疗方案都告诉了患者?
- 是否给予了患者必要的时间来了解和考虑方案?
- 计划护理方案时是否考虑了患者提出的偏好和顾虑?

这些问题的答案需要伦理实践和对患者自主性的尊重。把对个体患者需求的体察和对最佳证据的审慎实施结合起来，能带来以患者为中心的最理想结果。

患者/消费者在管理自己的护理中起关键作用。随着消费者驱动型医疗服务的扩展，近来的报告都建议特别要付诸努力去进行消费者教育、提升民众的医学素养（Weaver，2010）。护理人员越发认识到消费者在医疗服务的质量和安全中所起的关键作用。Melnyk 和 Fineout-Overholt（2006）坚信，消费者的偏好和价值观是 EBP 的必要组成，他们提出三个建议，让患者融入临床决策工作中：（1）尊重患者对临床决策的参与；（2）在入院程序中判定患者的偏好和价值观；（3）为患者提供有关选择治疗方案的教育。此外，针对患者的临床状况，为他们提供适用的最佳实践建议的信息也很重要。只有了解情况的患者才能真正参与到临床决策中，保证最佳护理结果的实现。

让医疗服务消费者参与 EBP 的意义不仅限于提升患者经历。消费者机构在支持 EBP 的实施和宣传中起关键作用。消费者主导的活动可以采用辅助研究的形式，促进新旧最佳实践的合理运用、推动鼓励宣传工具的开发和运用的政策制订、影响服务提供者 EBP 的落实情况（Birkel，Hall，Lane，Cohan，& Miller 2003）。在检验消费者提供的信息时，EBP 团队应该考虑个人或群体的可信度。他们代表哪个部分、何种数量额消费者群体？他们的评论和观点是否为团队的 EBP 问题提供建设性意见？

EBP 团队应该考虑到儿童、年轻家庭、老年人和老龄化家庭的不同视角。他们应该确定所给建议的设计和确立过程结合了对不同文化群体的体察和了解。

给护理管理者的建议

时间和资源的限制迫使护理管理者找出创新之法来支持新知识与临床实践的整合。普通护理人员投入在检索和证据评价上的时间是有限的。因此，找出最有效的办法来获取新知识应该是 EBP 新方案的一个目标（第九章为打造机构 EBP 基础建设建言献策）。护理管理者不仅应该支持教导护理人员如何阅读和理解证据的员工教育计划，自己也应该熟悉优质系统评价的理想特质，这样才能在改变过程中做合格的指导者。

在护理决策过程中两种证据类型（研究型和非研究型）的研究结果结合起来是护理人员面临的挑战。Melnyk 和 Fineout-Overholt（2006）提出，在做护理决策时，决定这些因素孰轻孰重并没有“灵丹妙药”或标准公式。仅仅运用一个标准评级体系来为证据强度和质量评级是不够的，还要判定最佳实践提供的建议是否与患者的价值观和偏好、临床医护人员的专业技能相兼容。护理管理者支持 EBP 的最佳方式是帮助临床医护人员掌握必要的知识和技能，使他们有能力在非研究型证据的背景中评估定量和定性的研究型证据。临床医护人员只有通过不断学习才能有足够的信心将各类证据在个体患者护理中更有针对性地加以应用。

总结

本章介绍了非研究型证据以及评估这类证据的策略，并提出若干建议指导如何培养护理人员评价非研究型证据的能力。非研究型证据包括证据总结（临床实践指南、共识或立场声明、文献综述），机构经验（质量改进和财务数据），专家意见（个人评论或意见、病例报告），社区规范，临床医护人员经验和消费者经历。这类证据包含了制订实践决策所需的重要信息。如，随着对以患者为中心的护理服务越来越得到关注，消费者偏好应该是团队在 EBP 流程中需要考虑的重要证据之一。综上所述，虽然非研究型证据没有研究型证据的严谨度高，但仍能为制订明智的实践决策提供重要的参考信息。

参考文献

The AGREE Research Trust. (2009). The AGREE Instrument. Retrieved from http://www.agreetrust.org/

Baharestani, M. M., & Ratliff, C. T. (2007). Pressure ulcers in neonates and children: A NPUAP white paper. *Advances in Skin & Wound Care*, 20 (4), 208-220.

Benner, P. E. (2001). *From novice to expert: Excellence and power in clinical nursing practice.* (Commemorative edition). Upper Saddle River, NJ: Prentice Hall.

Birkel, R. C., Hall, L. L., Lane, T., Cohan, K., & Miller, J. (2003). Consumers and families as partners in implementing evidence-based practice. *Psychiatric Clinics of North America*, 26 (4), 867-881.

Black, H. K., & Rubenstein, R. L. (2005). Direct care workers ' response to dying and death in the nursing home: A case study. The Journals of Gerontology Series B: Psychological Sciences and Social Sciences, 60, S3-S10.

Brouwers, M. C., Kho, M. E., Browman, G. P., Burgers, J. S., Cluzeau, F., Feder, G., …Makarski, J. (2010). Development of the AGREE II, part 1: Performance, usefulness and areas for improvement. *Canadian Medical Association Journal*, 182 (10), 1045-1062.

Carande-Kulis, V. G., Maciosek, M. V., Briss, P. A., Teutsch, S. M., Zaza, S., Truman, B. I., …Fielding, J., & Task Force on Community Preventive Services. (2003). Methods for systematic reviews of economic evaluations. *American Journal of Preventive Medicine*, 18 (1S), 75-91.

Carper, B. (1978). Fundamental patterns of knowing in nursing. *ANS. Advances in Nursing Science*, 1 (1), 13-23.

Centers for Disease Control and Prevention (CDC). (2007). Economic evaluation of public health preparedness and response efforts. Retrieved from http://www.cdc.gov/owcd/EET/SeriesIntroduction/TOC.html

Christensen, M., & Hewitt-Taylor, J. (2006). From expert to task, expert nursing practice redefined? *Journal of Clinical Nursing*, 15 (12), 1531-1539.

Community guide economic evaluation abstraction form, version 4.0. (2010). Retrieved from http://www.thecommunityguide.org/about/EconAbstraction_ v5.pdf

Conn, V. S. (2004). Meta-analysis research. *Journal of Vascular Nursing*, 22 (2), 51-52.

Dale, A. E. (2006). Determining guiding principles for evidence-based practice. *Nursing Standard*, 20 (25), 41-46.

Dans, A. M., Dans, L., Oxman, A. D., Robinson, V., Acuin, J., Tugwell, P., …Kang, D. (2007). Assessing equity in clinical practice guidelines. *Journal of Clinical Epidemiology*, 60 (6), 540-546.

Deresinski, S., & File, T. M., Jr. (2011). Improving clinical practice guidelines—The answer is more clinical research. *Archives of Internal Medicine*, 171 (15), 1402 – 1403.

Detsky, A. S. (2006). Sources of bias for authors of clinical practice guidelines. *Canadian Medical Association Journal*, 175 (9), 1033, 1035.

Fervers, B., Burgers, J. S., Haugh, M. C., Brouwers, M., Browman, G., Cluzeau, F., & Philip, T. (2005). Predictors of high quality clinical practice guidelines: Examples in oncology. *International Journal for Quality in Health Care*, 17 (2), 123 – 132.

Grant, M. J., & Booth, A. (2009). A typology of reviews: An analysis of 14 review types and associated methodologies. *Health Information and Libraries Journal*, 26 (2), 91 – 108.

Hardy, S., Titchen, A., Manley, K., & McCormack, B. (2006). Re-defining nursing expertise in the United Kingdom. *Nursing Science Quarterly*, 19 (3), 260 – 264.

Henderson, E. (2010). Sepsis mortalities cut 50% with ED changes. *ED Nursing*, 13, 93 – 94. Institute for Healthcare Improvement (IHI). (2011). STate Action on Avoidable Rehospitalizations (STAAR) Initiative. Retrieved from http://www.ihi.org/offerings/Initiatives/STAAR/Pages/GetInvolved.aspx

Institute of Medicine (IOM). (1992). *Guidelines for clinical practice: From development to use.* M. J. Field & K. N. Lohr (Eds.). Washington DC: National Academy Press.

Institute of Medicine (IOM). (2001). *Crossing the quality chasm: A new health system for the 21st century.* Washington DC: National Academy Press.

Institute of Medicine (2011). *Clinical practice guidelines we can trust.* Retrieved from www.iom.edu/cpg-standards

Kazemi, D., Behan, J., & Boniauto, M. (2011). Improving teaching strategies in an undergraduate community health nursing (CHN) program: Implementation of a service-learning preceptor program. *Nurse Education Today*, 31 (6), 547 – 52.

Kuehn, B. M. (2011). IOM sets out "gold standard" practices for creating guidelines, systematic reviews. *JAMA*. 305 (18), 1846 – 8.

Lach, H. W. (2010) The costs and outcomes of falls: What's a nursing administrator to do? *Nursing Administration Quarterly*, 34 (2), 147 - 155.

Lopez-Olivo, M. A., Kallen, M. A., Ortiz, Z., Skidmore, B., & Suarez-Almazor, M. E. (2008). Quality appraisal of clinical practice guidelines and consensus statements on the use of biologic agents in rheumatoid arthritis: A systematic review. *Arthritis & Rheumatism*, 59 (11), 1625 – 1638.

Melnyk, B. M., & Fineout-Overholt, E. (2006). Consumer preferences and values as an integral key to evidence-based practice. *Nursing Administration Quarterly*, 30 (2), 123 – 127.

Milton，C. （2007）. Evidence-based practice：Ethical questions for nursing. *Nursing Science Quarterly*，20（2），123－126.

Morris，J.，Franklin，S.，& Menger，F.（2011）. Returning to work with aphasia：A case study. *Aphasiology*，25（8），890－907.

Mosca，L.，Benjamin，E.，Berra，K.，Bezanson，J. L.，Dolor，R. J.，Lloyd-Jones，D. M ⋯. Zhao，D.（2011）. Effectiveness-based guidelines for the prevention of cardiovascular disease in women—2011 update：A guideline from the American Heart Association. *Circulation*，123（11），1243－62.

National Guideline Clearinghouse（NGC）.（2011）. Criteria for inclusion of clinical practice guidelines in NGC. Retrieved from http：//www. guideline. gov/about/inclusion-criteria. aspx

Newhouse，R. P.，Pettit，J. C.，Poe，S.，& Rocco，L.（2006）. The slippery slope：Differentiating between quality improvement and research. *Journal of Nursing Administration*，36（4），211－219.

Polit，D. F.，& Beck，C. T.（2010）. *Essentials of nursing research：Appraising evidence for nursing practice.*（7th edition）. Philadelphia：Wolters Kluwer | Lippincott Williams & Wilkens.

Ricketts，B.（2011）. The role of simulation for learning within pre-registration nursing education — A literature review. *Nurse Education Today*，31（7），650－654

Shiffman，R. N.，Shekelle，P.，Overhage，M.，Slutsky，J.，Grimshaw，J.，& Deshpande，A. M.（2003）. Standardized reporting of clinical practice guidelines：A proposal from the conference on guideline standardization. *Annals of Internal Medicine*，139，493－498.

Singleton，J.，& Levin，R.（2008）. Strategies for Learning Evidence-Based Practice：Critically Appraising Clinical Practice Guidelines. *Journal of Nursing Education*，47（8），380－383.

Sise，C. B.，Sise，M. J.，Kelley，D. M.，Walker，S. B.，Calvo，R. Y.，Shackford，S. R.，⋯Osler，T. M.（2011）. Resource commitment to improve outcomes and increase value at a level I trauma center. *The Journal of Trauma：Injury，Infection，& Critical Care*，70（3），560－568.

Stetler，C. B.，Morsi，D.，Rucki，S.，Broughton，S.，Corrigan，B.，Fitzgerald，J.，⋯ Sheridan，E. A.（1998）. Utilization-focused integrative reviews in a nursing service. *Applied Nursing Research*，11（4），195－206.

Weaver，C. M.（2010）. Consumer-driven healthcare：What is it? *The Journal of Medical Practice Management.* 25（5），263－265

Whittemore R.（2005）. Combining evidence in nursing research：Methods and implications. *Nursing Research*，54（1），56－62.

Yoder-Wise，P. S.（2011）. *Leading and managing in nursing*（4th ed.）. St. Louis，MO：Mosby.

8

转　化

罗宾·P. 纽豪斯，PhD，RN，NEA-BC，FAAN

凯瑟琳·M. 怀特，PhD，RN，NEA-BC，FAAN

PET 流程的最后一步为转化（Translation），这一步将证据阶段所得出的建议进行评估，看其是否能够转化融入理想的实践环境中。若情况合适，应当在机构内外都对目标实践进行施行、评估与交流。转化是循证实践中的增值环节，将造就护理流程或改变系统及相应的结果。本章节涵盖了 PET 的转化环节，包括实践决策、实施与宣传三个方面。本章节的目的为：

- 讨论确定实施推荐意见的标准
- 区别 EBP、研究以及质量改进（QI）
- 描述行动计划的组成部分
- 找出实施变革的步骤
- 进行可能采用的交流与传播座谈会

转化是开展循证综述的主要目的，对推荐意见的计划与实施方面的关注可以提升项目的成功率。除此之外，要完整地实现转化还需要机构的决心及资源。对证据进行评价、评级、打分以及提出实践建议需要一类技能，而将证据转化则需要另一类技能。变革理论、动机理论、政治头脑、机构流程以及能力动态等方面都将在转化过程中极大地完善。

建议的实施

讨论转化时，第一个问题就是：是否应该实施这项实践建议？要回答这个问题，采用某种转化模型或框架十分重要，这也能确保使用系统性方法来达成改变。JHNEBP项目管理指南（见附录A）提供了这方面的协助信息并推荐了如下几个流程：

- 确定转化路径建议的合理性与可行性
- 制订行动计划，确保行动计划执行的支持与资源
- 实施行动计划，评价结果，将结果报告利益相关方
- 确定后续步骤并推广建议的措施，并传播结果

其他转化模型

有数个框架着重关注EBP项目的转化阶段以及新证据融入实践过程中的关键要素。作为其安全倡议的一部分，美国医疗保健研究与质量局（AHRQ，2012）开发的模型中包括了从知识转为实践的三个阶段：

- 第一阶段为知识创造与提炼。知识创造指的是研究流程，知识提炼则是搜寻证据改进实践并将其综合成为最终使用者可以理解的方式，二者同等重要。
- 第二阶段为传播与推广。这个阶段的重心是寻找与发展合作关系来交流新证据，创造新知识的传播信息，并锁定这些信息的接受者来促进对新证据的认可。
- 第三阶段为最终使用者的采纳、实施与机构化。这一阶段通过干预将新证据融入实践以达到实践改变的可持续性和常规化（Nieva et al.，2005）。

渥太华大学知识—行动（KTA）模型采用了行动（Action）一词而不是实践（Practice）一词，因为其目标是将知识推广至范围更广的使用者，而不是局限在临床医护人员群体中（Graham，Tetroe，& KT理论研究组，2007）。KTA中包括确认要回顾的问题、使新知识适应当地背景、评估使用障碍、选择知识推广干预措施、监测使用情况、评价结果和确保实践可持续性共七个方面。

健康服务研究实施推广行动（PARIHS）模型在护理领域被广泛使用，该模型指使研究结果成功融入临床实践的核心因素。三个核心因素分别为：证据属性、将欲付诸实施的情境或环境质量、将证据转化为实践的促进策略（Kitson et al.，2008）。

最后，转化研究模型（Titler & Everett，2011；Titler，2010）则为我们提供了一个选择循证实践推广应用策略的框架，该模式的提出是在Everett Roger的重要创造性工作的基础上。根据这一框架，新证据融入实践的应用会受到证据的类型与强度、交流或宣传计划、临床医护人员、机构特性这几方面的影响。

转化成功的要求

过去，已知会有成效的证据往往未被实施或实施不一致。随着健康照护改进质量重要性的不断提升，证据转化得到了更多的重视。除此之外，更好的系统化实施策略与框架也得以开发，提升了转化流程。

转化的全面实现需要机构的支持、人力、物力以及成员个人和跨专业团队的贡献。环境、交流、领导力、指导与证据都关乎将新知识纳入实践的实施与宣传。要将证据成功转化为实践，最关键的三个方面为：EBP 团队的计划与积极协调、遵守指导转化流程的变化原则、关注参与机构的特点（Newhouse，2007a；White & Dydley-Brown，2011）。

转化路径

当团队基于证据强度与综合给出建议之后，PET 流程的证据环节就结束了。在 JH-NEBP 模型中，根据可获得的证据类型，团队有四种路径可以将证据转化为实践：

- 证据强度高，说服力高，结果一致性高
- 证据良好，结果具备一致性
- 证据良好，结果有冲突
- 证据不足或缺失

证据强度高，说服力高，结果一致性高。当手头已有强度高、说服力高的证据尤其是若干第一级研究证据时，就可以直接在实践中加以应用了。如，已有三份高质量的随机对照试验且结果一致，或者有一份 Meta 分析（第一级）与研究问题相关，但是此种情况在护理问题上并不常见。

证据良好，结果具备一致性。在很多情况下，EBP 团队会遇到整体良好、研究间具备一致性的证据，但是各研究的设计与质量可能不同。团队可能会在偏倚控制（如内部效力与外部效力）、对照的充足度、导致无法得出结论的研究设计及其方法这几点上有所考量。举例来说，团队可能只找到不含比较组的非实验型研究或描述性相关调查。也可能证据中包含多种研究设计，如类实验型研究、非实验型研究以及专家意见。在这种情况下，尤其是缺失第一级证据时，在做出实践改变建议前必须要对潜在风险与利益做出评估。若评估结果显示利益大于风险，则 EBP 团队应该开展试点来测试实践改变，并在评估试点结果后再开展全面实施。

证据良好，结果有冲突。在这种情况下，整体证据总结中包含了具有冲突性发现的研究，这类证据在解读时会有困难。出现这种情况时，不建议开展实践改变。EBP 团队可以定期回顾文献来搜寻可回答 EBP 问题的新证据，也可以自行开展研究。

证据不足或缺失。当公共领域缺少或缺失可回答 EBP 问题的证据时，不可进行实践改变。EBP 团队可以考虑定期检索新证据或自行设计研究，或者完全放弃该项目。

转化成功的准则

在证据阶段所作出的实践建议，即便是基于高强度的证据基础上，也不可在所有环境背景下实施。EBP 团队有责任判断建议进入转化路径的合理性与可行性。主要需要考虑的问题为：机构现有设施是否能够施行该实践改变？需要哪些额外行动或资源？运用特定准则的有助于做出这些判断，Stetler（2001，2010）建议采用支持性证据（Substantiating Evidence）、情境适用性（Fit Of Setting）、可行性（Feasibility）与现行实践（Current Practice）来作为判断准则。

考量整体证据总结时，Ebp 团队应评估研究发现的一致性（Consistency）（所审阅的其他证据中是否得到了同样的结果）、质量（Quality）（单个研究中偏倚最小化程度）和数量（Quantity）（数字、样本量与强度、效应量）（美国医疗保健研究与质量局，2002）。

机构环境与设施，如资源（设备或产品）、改革推动方（与推动变化或采纳证据的人群联系）以及机构准备度也需纳入考量之中（Greenhalgh，Robert，Bate，Macfarlane，& Kyriakidou，2005）。另外，与护理相关的因素如护理流程、政策、竞争力都需要在施行建议前有所考虑。以下几点指导问题有助于判断提出的建议是否会增加价值：

- 此项改变是否会改进临床结果？
- 此项改变是否会改进患者或护理人员的满意度？
- 此项改变是否会减少患者医护成本？
- 此项改变是否会改进病房操作？

确定 EBP 建议的可行性是一个重要的步骤，它对建议是否能为特定问题的改进带来增值至关重要。推行成功率低的流程会导致在成效甚微的项目上浪费宝贵的时间与资源。

团队还需对系统的变革准备度做出评估，并且要对实施中可能遇到的障碍制订克服策略。变革准备度包括人力与物力的可及性、现行流程、决策者支持（个人与群体）以及预算影响。推行策略包括交流，教育计划以及利益相关方及其他变革相关个人的参与。

循证实践、研究与质量改进

虽然讨论如何开展研究来测试新流程或新产品不在本章的范畴内，但明确区分研究活动、质量改进（QI）活动与 EBP 活动三者是十分重要的（Newhouse，2007b；Newhouse，Pettit，Rocco，& Poe，2006）。文本框 8.1 中提供了三者的定义与例子。需要注意的是，研究需要额外的机构性基础，包括与国际审查委员会（IRB）的隶属关系、可以担当主要调查者的资深导师、人文领域研究教育以及一些其他研究能力。

文本框 8.1　区分 EBP、质量改进与研究

EBP

本书重点关注 EBP 与实践问题、证据以及转化流程（PET）。当重要临床、行政或教育问题出现并需要对科学与非科学证据进行评判性评阅时，会采用 PET 流程进行决策。所获的证据会通过评级体系进行总结，基于所得证据会给出实践建议，然后会施行建议并进行评估。PET 流程中采用了机构的质量改进（QI）项目来施行建议并对结果进行评价。

EBP 例子：临床实践问题：对于入院时患有心力衰竭的成年患者，何种教育策略最有利于促进戒烟尝试？相关团队采用 PET 流程进行了证据评阅并得出了相关建议。所得出的建议通过 QI 流程得以施行与评价。

质量改进

在 QI 中，个人成员间在机构系统内部共同协作来实现质量改进和流程优化，以改进相关结果（保护人文研究参与者体系评估委员会，2002）。或者他们也可能通过采用数据驱动的系统性方法来改进区域性照护（Baily，Bottrell，Lynn，& Jennings，2006）。QI 结果通常会通过经验交流的方式在机构外进行传播，但却不具备外推性。

QI 例子：为心力衰竭患者戒烟依从咨询的标准测量。患者的戒烟依从标准测量结果为病人来咨询或者不来咨询，并且结果会被报告以实现问题的改进和公众知晓。

研究

研究是一项“系统性调查，包括研究方案制订、测试以及评价，旨在促进可推广性知识的发展”（健康与人文服务部，2005，45CFR46.102［d］）。研究的例子包括测试当前实践的改变、标准照护与新方案的对比，或评价新照护策略/疗法来扩展知识（国家生物伦理顾问委员会，2011）。研究活动旨在将成果推广至机构外予以运用，并且要遵守人类研究保护办公室（OHRP）规章，有些研究还要符合食品药物管理局（FDA）的规定。

研究例子：某研究团队采用随机对照设计来测试：患有心力衰竭患者出院前接受新的护理密集型咨询是否比标准教育更有助于戒烟。

制订转化行动计划

制订行动计划为施行改变与分配项目责任以推进实施提供了易于管理的步骤。EBP团队会开发特定的改变策略来引入、推广与评价实践改变。行动计划包含：

- 与 EBP 问题相关的规程、方针、关键路径、系统或流程的开发（或改变）
- 详细的时间计划、团队成员分工、评价流程与结果报告
- 从机构领导层、一线临床医护人员以及其他利益相关方处所取得的行动计划反馈

行动计划应采用机构型工具、流程以及报告机制，整合到病房、部门或机构的 QI 活动中。EBP 团队一般会使用流程改进联合会（2010）所开发的改进模型，该模型中包含计划—执行—学习—行动循环（PDSA）。这一流程与工具的使用建议可以在医疗服务改进研究所（IHI）的网站上找到（2011a），模型中包含团队组建、目标设定、措施确立、改变的选择、改变的实施以及改变的传播六个环节（IHI，2011a）。在起草计划时最好使用包含时间线与进度的模板。可以选用项目管理指南（见附录 A）或类似机构性模板来监控进程。

行动计划的第一步是评价考量该机构或环境是否准备好进行改变。机构基础设施是成功转化的基石（Newhouse，2010b）。基础设施提供改变的准备中最基本的是人力与物力资源（Greenhalgh，Robert，Bate，Macfarlane，& Kyriakidou，2005；Newhouse，2007a）。通过评估现状并策略性地制订机构能力建设计划，确保机构在改变实施前准备得更周全。

除了人力与物力的准备，EBP 团队还需要考虑到机构的文化。机构文化指的是在机构整合并适应外部力量时所产生的集体性意识。这些意识会成为集体的一种属性，并随后被作为“理解、思考与感受问题”的正确方式来进行教授（Schein，2004，p. 17）。要挑战这种文化，EBP 团队就必须挑战传统，强化以证据推动决策的需求，改变旧式行为，有时还需要证据评阅的新技能。评估机构准备度与文化的其他细节与工具可另外获取（Newhouse，2010a）。

施行改变的步骤

采用新知识理论可以指导与了解使改变过程能成功实施的策略（Greenhalgh，Robert，Bate，Macfarlane，& Kyriakidou，2005；Rogers，2003）。现行组织变革理论知识可以被用在 EBP 倡议中（Newhouse，2007a）。

确保支持与资源

确保获得决策者的支持对于建议的施行非常关键。人力与物力的分配要依赖于利益相关方的批准（如机构领导人或委员会）以及与建议所影响的个体和群体的合作。这些资源都应有相应的评估与预算，并且也要有相应的实施计划。决策者可能会支持变革的广泛实施，可能会要求对变革进行小规模测试来验证结果，可能会对计划或建议做出修订，也可能会否决实施计划。认真准备与决策者的会面和汇报、纳入利益相关方、打造全面的实施计划都是获得机构性支持的关键步骤。

实施行动计划

制订好行动计划并确保能得到支持后，实施正式开始，第一步为小范围的变革测试，也称试点（Pilot）。实施计划要与所有会受到影响的团队成员以及受影响的患者/人群的照护者进行沟通。沟通的方式可以是员工会议上的一个议程、工作中的沟通、直接写信、电子邮件、公告栏及视频等。团队成员必须了解负责本次变革的领导人是谁以及如何得到所需信息或物资。随后就可以开始行动并对变革进行评价。

评价结果

变革实施后，下一步是评价其影响与进程，以达到最佳结果。在构建 PICO 时所确立的结果就是用来评价变革成功与否的衡量标准。与机构 QI 员工进行合作有助于在评估过程中选择工具，并确定测量变革合理的时间间隔。选择与开发衡量标准的方法包括定义测量目的、选取评价的临床区域、选择评价指标、制订测量的具体要求、指标评价（Pronovost，Miller，Dorman，Berenholtz，& Rubin，2001 [Adapted From Mcglynn，1998]）。测量中可能包含流程测量（Process Measures）（注重系统步骤）、结果测量（Outcome Measures）（注重系统表现的结果）或平衡测量（Balancing Measures）（注重对系统其他部分的影响；IHI，2011b）。收集到的数据要与基线数据进行比较来决定变革是否可以被推至更广的范围内实施。描述性数据，如频率（Frequencies）或均值（Means），可以用图表的方式展示在柱状图、线状图或作业图中。

向利益相关方汇报结果

结果评价结束后，团队应向相关委员会或决策者做出报告。决策者可以是一个委员会，如研究或质量改进委员会，也可以是机构领导人。报告应当简短精要，以行动纲要的模式撰写，并且要与机构的模板相一致。文本框 8.2 中展示了一份 PET 模板下的行动纲要例子。

文本框 8.2　PET 行动纲要模板范例

问题

现有术后压疮发生率上升的问题。当患者进入手术室后，手术团队采用了多种体位摆放的辅助设施，目前并没有根据手术类型而制订的患者体位摆放标准。

实践问题

哪种干预措施最能有效防止手术中成年患者的皮肤受压？

证据

通过关键词围手术（Perioperative）/手术（Surgery）和体位摆放（Positioning）、压疮（Pressure Ulcers）在 CINAHL 以及 PubMed 数据库进行检索，共对 18 份证据来源进行了评阅。

建议

1. 从围手术及住院区域选出一支团队来制订一份全面的压疮预防规程，包含所有围手术期阶段（从术前到出院）。
2. 手术室护理管理者评估目前高危患者中使用减压设施的情况，并向护理质量改进委员会汇报现状。
3. 手术室质量改进委员会对手术室内胶体压力床垫以及交替床垫进行评估，有指征时则向产品委员会以及手术室流程委员会推荐更换。
4. 手术室流程委员会对手术室体位摆放规程进行审核与规范。
5. 手术室循证实践委员会针对术中患者开发风险评估筛查工具。

确定后续步骤

在建议成功施行并得到良好的评价结果，同时也得到决策者的支持后，在情况允许的条件下，可以将变革推至更广的范围。团队应对流程与结果进行回顾并对接下来的步骤进行考量。在全机构内或增加其他病房施行变革则需要对行动计划进行修改，也可能要对个人、团队与委员会的责任进行重新设计。新团队需要考虑的内容包括：流程中出现的新问题、对参与流程改变的同事开展额外培训与教育、对评价提出新的测量与工具建议。然后实施建议并进行评价。

传播项目结果

项目结果的交流级别与信息的传播关系到项目的范畴问题。循证项目的结果应与所有参与患者照护的成员或所有受到实践改变影响的人群进行内部交流。交流可使用内部会议、委员会或会议讨论、新闻简报发表或内网发表的形式。

除此之外，也可以将结果在专业性会议或合适的 EBP 刊物上进行发表，将所得经验、有效部分、无效部分、产生的临床影响与经济影响等进行分享。外部传播的方式则包括演讲或海报宣传、电子媒体平台发表、研究质量改善的期刊平台发表等。

针对如何进行摘要撰写、演讲与发表已有专门的指导文件可取（Krenzischek & Newhouse，2005）。在当地、全国性以及国际性专业机构或大学的会议上进行演讲是获取演讲经验的极佳方式。表 8.1 中提供了几个常规机构与专业性机构的网址，通过搜索各网站可找到合适的会议信息、日期与地点，可通过群组电邮、邮件或该机构的内网与相关方进行交流。

表 8.1　发布 EBP 项目的可选会议网址

机构	网址
国际护理荣誉学会	www. nursingsociety. org
美国护士协会全科护理实践链接	www. nursingworld. org
美国护士协会专科护理实践链接	www. nursingworld. org
美国护士认证中心全国磁性会议	www. nursecredentialing. org

许多专业的护理与跨学科期刊和简报都接受 EBP 项目的原稿发表，一般都可在网上找到作者指导。《循证护理世界观》期刊尤其专注于 EBP，是发布相关项目的理想选择。

总结

转化是 PET 流程的结果。PET 是一个线性流程，但在此过程中有许多步骤可能产生新的问题、建议或行动。推进转化所需要的机构基础包括预算支持、人力与物力资源，同时也需要成员个人、利益相关方以及跨专业团队的贡献。转化是循证实践的核心，是最佳实践方案的基石。建议的转化需要机构性技能、项目管理以及具备强大影响与韧性的领导力，选择护理人员来担当此任再合适不过了。

参考文献

Agency for Healthcare Research and Quality.（2002）. *Systems to rate the strength of scientific evidence. Summary, Evidence report/Technology assessment*: *Number* 47（Rep. No. 02 – E015）. Rockville, MD. Available at http://archive.ahrq.gov/clinic/epcsums/strengthsum.htm

Associates in Process Improvement.（2010）. Model for Improvement. Available at http://www.apiweb.org/API_home_page.htm

Baily, M. A., Bottrell, M., Lynn, J., & Jennings, B.（2006）. *The ethics of using QI methods to improve health care quality and safety*: *A Hastings Center special report.* Garrison, New York: The Hastings Center.

Committee on Assessing the System for Protecting Human Research Participants.（2002）. *Responsible research*: *A systems approach to protecting research participants.* Washington, DC: The National Academies Press.

Department of Health and Human Services.（2005）. Code of Federal Regulations TITLE 45 PUBLIC WELFARE PART 46 PROTECTION OF HUMAN SUBJECTS. Department of Health and Human Services. Available at http://www.hhs.gov/ohrp/policy/ohrpregulations.pdf

Graham, I., Tetroe, J., and the KT Theories Research Group.（2007）. Some theoretical underpinnings of knowledge translation. *Academic Emergency Medicine*, 14（11）, 936 – 941.

Greenhalgh, T., Robert, G., Bate, P., Macfarlane, A., & Kyriakidou, O.（2005）. *Diffusion of innovations in health service organizations*: *A systematic literature review.* Massachusetts: Blackwell Publishing Ltd.

Institute for Healthcare Improvement（IHI）.（2011a）. How to improve. Retrieved from http://www.ihi.org/knowledge/Pages/HowtoImprove/default.aspx

Institute for Healthcare Improvement（IHI）.（2011b）. Science of improvement: Establishing measures. Retrieved from http: //www. ihi. org/knowledge/Pages/HowtoImprove/ ScienceofImprovementEstablishingMeasures. aspx

Kitson, A., Rycroft-Malone, J., Harvey, G., McCormack, B., Seers, K., & Titchen, A. (2008). Evaluating the successful implementation of evidence into practice using the PARiHS framework: Theoretical and practical challenges. *Implementation Science*, 3 (1). Retrieved from http: //www. implementationscience. com/content/pdf/1748 – 5908 – 3 – 1. pdf

Krenzischek, D. A., & Newhouse, R. (2005). Dissemination of findings. In R. Newhouse & S. Poe (Eds.), *Measuring Patient Safety* (pp. 67 – 78). Boston: Jones and Bartlett Publishers.

McGlynn, E. A. (1998). Choosing and evaluating clinical performance measures. *Joint Commission Journal of Quality Improvement*, 24 (9): 470 – 479.

National Bioethics Advisory Commission. (2001). *Ethical and policy issues in research involving human participants*. Bethesda, MD: Author.

Newhouse, R. P. (2007a). Creating infrastructure supportive of evidence-based nursing practice: Leadership strategies. *Worldviews on Evidence-Based Nursing*, 4 (1), 21 – 29.

Newhouse, R. P. (2007b). Diffusing confusion among evidence-based practice, quality improvement, and research. *Journal of Nursing Administration*, 37 (10), 432 – 435.

Newhouse, R. P. (2010a). Instruments to assess organizational readiness for evidence-based practice. *Journal of Nursing Administration*, 40 (10), 404 – 407.

Newhouse, R. P. (2010b). Establishing organizational infrastructure. In S. S. Poe and K. M. White (Eds.), *Johns Hopkins Nursing Evidence-Based Practice Implementation and Translation* (pp. 55 – 72). Sigma Theta Tau International: Indianapolis, IN.

Newhouse, R. P., Pettit, J. C., Poe, S., & Rocco, L. (2006). The slippery slope: Differentiating between quality improvement and research. *Journal of Nursing Administration*, 36 (4), 211 – 219.

Nieva, V. F., Murphy, R., Ridley, N., Donaldson, N., Combes, J., Mitchell, P., …Carpenter, D. (2005). From science to service: A framework for the transfer of patient safety research into practice. In K. Henriksen, J. B. Battles, E. S. Marks et al. (Eds.), *Advances in patient safety: From research to implementation* (*Volume 2: Concepts and methodology*). Rockville, MD: Agency for Healthcare Research and Quality (US).

Pronovost, P. J., Miller, M. R., Dorman, T., Berenholtz, S. M., & Rubin, H. (2001). Developing and implementing measures of quality of care in the intensive care unit. *Current Opinions in Critical Care*, 7 (4), 297 – 303.

Rogers, E. M. (2003). *Diffusions of innovations* (5th ed.). New York: The Free Press.

Schein, E. H. (2004). *Organizational culture and leadership* (3rd ed.). San Francisco: Jossey-Bass.

Stetler, C. B. (2001). Updating the Stetler Model of research utilization to facilitate evidence-based practice. *Nursing Outlook*, 49 (6), 272 – 279.

Stetler, C. B. (2010). Stetler model. In J. Rycroft-Malone & T. Bucknall (Eds.), *Evidence-based practice series. Models and frameworks for implementing evidence-based practice: Linking evidence to action*. Oxford: Wiley-Blackwell.

Titler, M. G., & Everett, L. Q. (2001). Translating research into practice: Considerations for critical care investigators. *Critical Care Nursing Clinics of North America*, 13 (4), 587 – 604.

Titler, M. G. (2010). Translation science and context. *Research and Theory in Nursing Practice* 24 (1), 35 – 55.

White, K. M., & Dudley-Brown, S. (2011). *Translation of evidence into nursing and health care practice*. New York: Springer Publishing

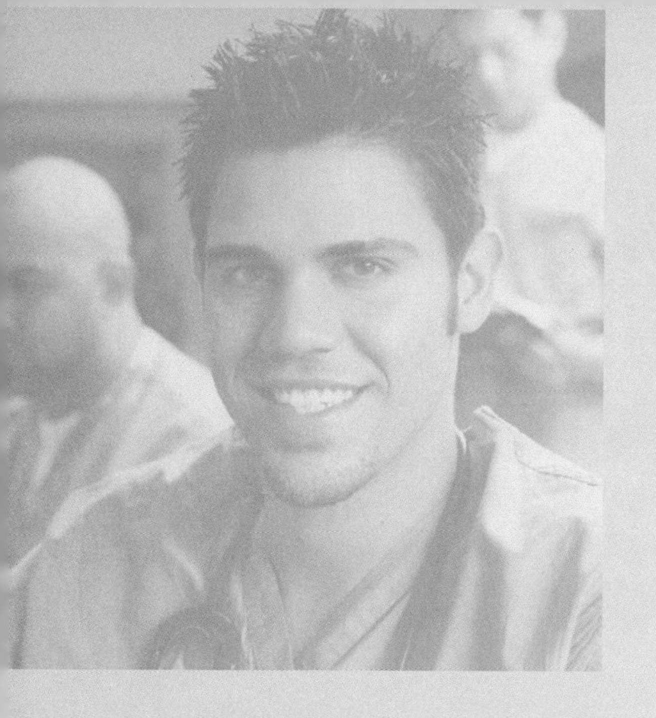

第四部分

基础建设

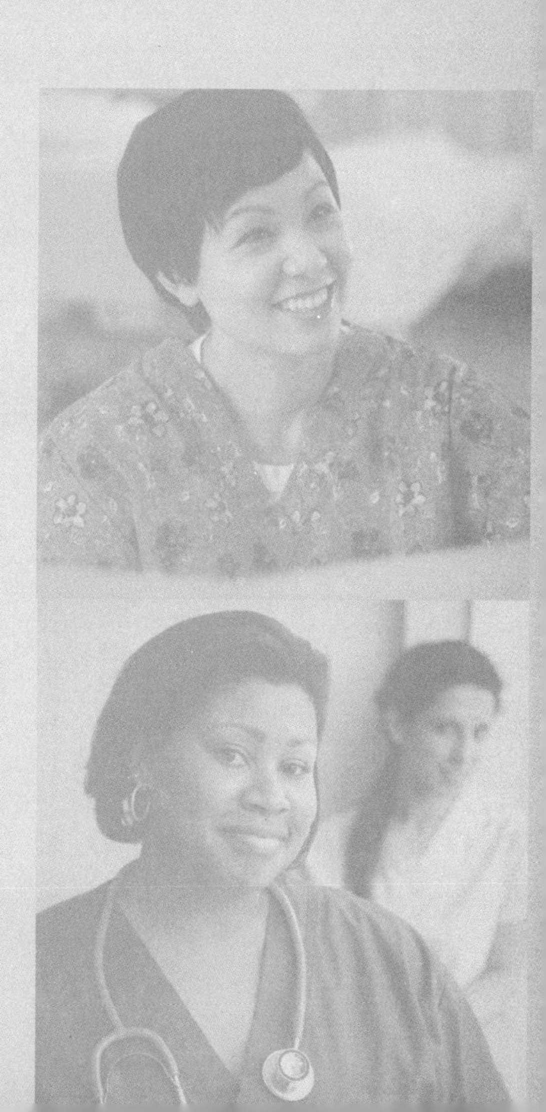

9

创建支持循证实践的环境

凯瑟琳·怀特，PhD，RN，NEA-BC，FAAN

黛博拉·丹格，PhD，RN，NEA，BC

为何要花心思创建支持循证实践（Evidence-Based Practice，EBP）的环境？最显而易见的原因莫过于在医护环境中不断涌现出新的证据。为保证实践是有证据可循的，从业者需要把大量增加的新知识转化到他们的日常工作中。然而有充足的证据表明，新知识的实践转化过程存在延迟现象。Balas & Boren（2000）提出，新证据从生成到在实践中得以应用平均耗时 17 年。此外，医护专业人员若想与实践相关的专业期刊保持同步，每位从业者一年 365 天里每天需要阅读 17 篇文献（Balas & Boren，2000）。

动态的且竞争激烈的医疗环境需要医疗服务从业者负责任地提供高效而有效的健康照护。这样的环境意味着医疗机构要不断改进照护流程和结局。一个卫生保健系统或机构提供的医疗服务可能会利于证据的应用，也可能会阻碍这一过程。开展 EBP 需要创建一个鼓励终生学习的环境，这样有助于促进证据向实践的转化。

许多医疗机构都很重视医疗服务的质量和安全，因此采取主动策略支持 EBP。美国现行的论表现计酬的激励方案（有些属于自愿采用，有些则是强制采用）向提供循证医疗服务的医院和从业者支付费用。来自消费者的压力以及患者对医疗服务期望的提升更突显了实行真正的循证实践的必要性。然而，McGlynn 等人（2003）（该研究常被引用）指出，美国人接受的医疗服务中仅有大约 50% 是得到证据支持的。由此可见，虽然 EBP 越来越受重视，但大部分医院和从业者并没有在实践中应用可利用的证据和指南。这说明建立一个不仅能支持而且能促进 EBP 得以应用的基础结构是一件越来越必要的任务。

美国国家医学研究院（IOM）在过去十年内发布的3份报告都在呼吁医疗专业人士要注重循证实践。2001年，《越过质量鸿沟：21世纪新医疗服务系统》（*Crossing the Quality Chasm：A New Health System for the 21st Century*）呼吁医疗系统采用6项改进目标和10项重新设计原则，文中提到："国家的医疗服务系统匮乏将知识转化为实践的能力以及安全正确地运用新科技的能力"（p. 3）。报告也建议做医疗决策要遵循证据，以确保患者接受的照护基于可获得的最佳科学证据，并且向患者及其家属公开证据信息，帮助他们做出明智的决定。第二份报告《医疗服务行业教育：通向质量的桥梁》（*Health Professions Education：A Bridge to Quality*）（2003）描述了医疗服务行业人员的5项核心能力：进行以患者为中心的照护、参与跨学科团队协作、专注于质量改进、运用信息技术以及实践循证医学。最后一份IOM报告《护理的未来：引领变革、提升健康》（*The Future of Nursing：Leading Change，Advancing Health*）（2011）强调要拓展护理人员与医生及其他医疗团队人员的合作机会，共同开展研究并重新设计和改进实践环境和医疗系统，为患者提供优质的健康照护。为实现这一目标，报告提议要加强护理人员的教育，确保他们有能力担当领导者、制订卫生政策、开展系统改进、进行团队协作、开展研究项目和从事循证实践。

美国护士协会（The American Nurses Association，ANA）在2010年修订了《护理：实践范围和标准》（*Nursing：Scope and Standards for Practice*）并对有关"研究"的标准做出了实质性的改动，将其重命名为"循证实践和研究"。新的专业行为标准要求"注册护士须在实践中应用证据和研究发现"（p. 51）。报告还明确指出注册护士应具备以下特定的能力：

- 利用当前循证护理知识，包括研究发现来指引实践
- 改变护理实践时要有证可循
- 根据自身教育程度和职责的有关情况，通过研究参与循证实践的形成过程
- 与同事和同行分享个人或第三方研究发现

（ANA，2010）

这些标准中其他的重大改动也突显了证据在护理实践中的重要性，并强调要让护理人员在促进EBP环境、倡导为研究活动提供更多资源的方面发挥明显的更强大的作用（ANA，2010）。

如今，行业中有一批新型医疗工作者，他们被教导要评判思考而非简单接受现状。Y世代（也叫千禧世代）和Z世代（http：//www. socialmarketing. org/）护理人员质疑当前的护理实践，而"我们一直这样做"不再是一个足够好的答案。他们想要证据来

证明自己在工作岗位上进行的操作是高效且有效的。这些护理人员敦促行业不要遵循没有证据支持的套路或旧有的实践方式进行操作。这一呼吁要求行业用证据支持所有临床、教育和管理决策。

在我们的医疗环境中开展 EBP 的迫切需求要依靠正确的计划、发展和努力来实现。本章：

- 讨论如何选择机构适用的 EBP 模型
- 探索如何创建和促进一个支持 EBP 的环境
- 阐述如何克服常见的实施障碍
- 讨论如何维持改变

选择循证实践模型

为实施最佳临床和管理实践、识别和改进医疗成本组成、促进结果提升、保障 EBP 方案的成功实施，机构的 EBP 探究需要一个标准化的框架。

对任何考虑采用的 EBP 模型或框架进行谨慎评估时都应该考虑：

- 该模型与机构及护理部门的发展构想、使命、宗旨和价值观的符合度及可行度
- 护理人员的教育背景、领导力、经验和实践需求
- EBP 方案合作方的存在，包括护理院校或与其他专业的合作，如医学、药学、营养学
- 机构的文化和环境
- 机构内外证据资源的可获取度和渠道

领导队伍应该指派一个小组来支持 EBP 流程，并使用上述要点及其他确立的标准来评审模型。模型评审的标准可能包括确认优缺点、评估假设、核实可行性、确保适用于所有临床情况、评议使用和传播的实例、获取其他使用者的建议。

创建支持循证实践的环境

为进一步推动循证实践在机构内的发展，领导者必须要确保机构有可利用的并受支持的合适的 EBP 基础建设。基础建设包括人力和物力资源及兼容并包的文化。关于循证护理实践的主要假设包括：

- 护理既是一门科学也是一个应用型的专业。

- 知识对专业实践十分重要，必须认清知识的局限。
- 不是所有提出的证据都是同等的，需要使用可获得的最佳证据。
- 循证实践有助于改进结果。(Newhouse，2007)

机构里循证实践的成功贯彻必须聚焦三大关键策略：树立文化、建设能力和确保可持续性。

构建组织文化

树立循证实践文化是领导力驱动的变革，会从根本上挑战多数人对护理实践持有的观念。这种文化革新通常每3~5年会发生一次。在这段时间里，机构通过有计划且系统的方法，把EBP植入护理部门和照护单位的价值观、规范和结构里。

Schein（2004）把组织文化定义为“一个团体在解决外部适应和内部整合问题时学到的共享基本假定的模型，足够有效……可以教授给新成员作为对这些问题感知、思考和体会的正确方法”(p. 17)。

因此，文化是在表层下运行的强大力量，借助共享的团队规范来引导、约束并/或稳定小组成员的行为（Schein，2004)。不同的机构有着截然不同的组织文化，但病区或团队层面还存在着亚文化，为员工的工作创造了特定的情境。若想在机构内营造循证文化氛围，各级护理管理者就需要毫不隐讳地质疑传统、提出期望、以身作则实行循证决策，并要求各级员工对自身行为负责。

营造支持EBP文化的实际工作包括：重新审视护理宗旨、制订战略计划、确保领导者的决心、识别指导者和非正式领导者并充分发挥他们的作用、克服障碍。

审视护理宗旨

如果医疗服务机构开始审视、修改护理部的宗旨，那么说明它已准备向循证实践文化转变，并给领导者的决心奠定基础。新的护理宗旨应包括这些要点：第一，宗旨应强调开展循证实践所需的探究精神和终生学习的习惯；第二，宗旨应提出创造一个支持并要求护理工作者对实践和决策负责的工作环境。最后，宗旨还要设定循证目标，即通过基于证据的临床和行政决策来改进患者照护效果。表9.1是约翰·霍普金斯医院护理部的宗旨声明。在约翰·霍普金斯医院，护理副院长和各位主任为确保修改后的宗旨内容能得到员工的认同，他们在修改文件后挑选了各层次护理人员召开了一次公开讨论会对新宗旨的内容提出补充和修改意见。这个过程不仅突显了修改护理宗旨的重要性，让员工认识到领导者对 EBP 工作的支持和投入，也说明了机构在向循证文化转变的过程中员工所发挥的作用。

表 9.1 约翰·霍普金斯医院护理部宗旨

在约翰·霍普金斯医院，我们将护理科学、临床知识、护理判断、追求优质护理的不懈努力与护理艺术相融合。我们将为患者提供可靠的富有同情心的照护，不会辜负患者给予的信任。 在实践中， 我们是对症治疗的专家； 我们追求高品质结果，拥护患者的最佳利益； 我们勇担自主实践的责任，致力于患者照护的协同合作； 我们搜寻、评估并采纳最佳证据来指导实践； 我们娴熟运用医疗技术； 我们追求卓越、独创和创新。 代表患者和家属， 我们承诺在患者康复、出院或临终的过程中提供富有同情心的照护； 我们用专业技术诊断健康问题，及时干预并监测治疗效果； 我们守卫着患者的安全并倡导优质护理； 我们尊重个体的独特性，接纳多元化，提供整体护理服务。 作为专业人员， 我们在工作中保持严谨思维，恪守道德规范，融入人文关怀； 我们培养员工的个人领导力，促进他们的职业发展； 我们在机构内发挥引领作用提高护理水平； 我们称颂护理同事的禀赋，重视积极的人际关系，实行共同治理和责任共享模式； 我们推动当地、全国和国际护理行业的发展； 我们在合作中尊重个体、学科及团体的多样性。 我们珍视自己的传统，歌颂现在，展望未来。 我们站在医疗和护理实践的最前沿。 我们代表患者。

确立战略计划

支持性的尽职尽责的行政领导，包括首席护士执行官（the Chief Nurse Executive，CNE），必须投入到循证实践环境的创建和发展中。为了实践宗旨声明并为 EBP 实施进行能力建设，机构领导者必须制订战略计划来确定目标宗旨、时间表、责任和评估流程。计划也需要保证为循证实践方案分配足够的资源，包括人力、时间、财力、教育和指导。作为战略目标，循证实践应该在机构各级贯彻实施。随着方案的推出，领导者需要检查机构的运行状态，准备好按需调整战略。为了让流程得以进展，他们应该探明实施的潜在障碍，有计划减少或消除它们，并尽一切可能支持项目负责人、调整带头人。图 9.1 概述了 EBP 实施初始阶段战略计划的关键要素。随着 EBP 的进展，战略计划的内容要根据项目的完成情况进行调整。

CNE 的支持和参与至关重要。工作人员必须看到 CNE 作为一个有目标的领导者激励、创建和维护循证实践环境。

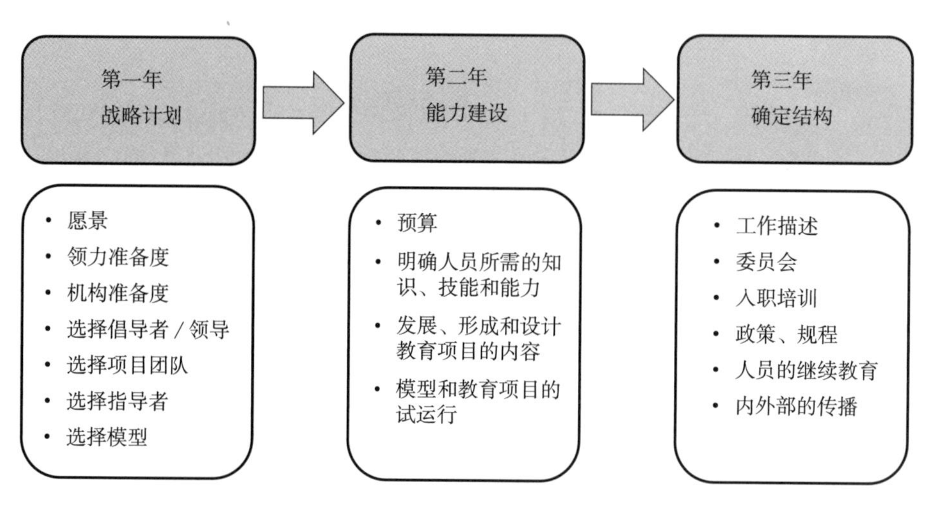

图 9.1　战略计划的要素

机构领导可以通过将实践活动建模并确保所有行政决策都基于证据来给予 EBP 工作最好的支持。如，如果机构领导要中层管理者提供证据（包括机构数据及可获得的最佳研究型和非研究型证据）来支持他们职责范围内的重大决策，那么各级工作人员也都会对他们的实践决策产生质疑并寻求证据。此外，所有的机构及护理部门的临床和管理标准（政策、规程和程序）也应是基于证据制订的，标准上还要注明证据的来源，以备未来检索之需。例如，在约翰·霍普金斯医院感染控制部门实施了一项有关使用假指甲的政策。护士长（Nurse Managers，NM）不知道如何能确保工作人员遵守政策的规定，于是护理管理者召集了一组护士长，就该话题执行 EBP 项目。结果，护士长们由此了解到有关假指甲风险的最佳证据，有了直接参与 EBP 流程的经验，明白了如何通过 EBP 加强行政管理工作。领导者的这些实例和活动，语言和非语言的循证实践在日常工作中的使用，也培养了日常工作中的循证文化氛围。

最后，CNE 可以通过亲身参与到 EBP 改变方案中来起到支持 EBP 的模范作用。如，如果方案是要为管理层提供 EBP 教育，CNE 可以参与会议并介绍机构发展 EBP 的构想。CNE 的出席证明了领导对 EBP 的支持以及 EBP 对机构的价值。同时参与的过程也让 CNE 了解了流程，包括推进机构循证实践所需的时间和资源投入。

确保机构领导者力的投入

如果领导者主动参与并经常给予指导，实施获得成功的机会就更大，也更有可能实现可持续性及稳定的基础建设。领导如果不参与，改变和过渡的进程会更加被动而非主动，久而久之基础建设和可持续性也就岌岌可危。

Greenhalgh，Robert，Macfarlane，Bate，& Kyriakidou（2004）阐述了管理像 EBP 这样的改变和创新应用的 3 种领导风格。

- 第一种是领导者“任其发生”，以被动方式去沟通，如少量工作人员可能会自发组织探索和确立执行 EBP 的流程。
- 领导者“助其发生”的情况是：机构内有一个正式组成的小组（如高级实践护士团队）担任实施改变的倡导者，他们明确了循证实践的方法并通过协商来获取实施所需的支持和资源。然而领导者依旧是被动参与到流程中，而非引领改变的实施。
- “使其发生法”是有意的、系统的、有计划且受到管理的领导方式，让所有护理管理者完全参与到流程中，从而确保改变的采纳、普及和可持续性。

确认和培养指导者和非正式领导者

指导者和变革带头人在组织文化对 EBP 的吸收中起着关键作用。他们为工作人员提供了安全且不乏支持的环境，通过学习新技能走出舒适区域。非正式领导者影响病区或部门级别的工作人员。两种角色的存在和影响是可持续性和员工能力建设的关键因素。因为 EBP 受领导力驱动，领导者应该尽早确认正式和非正式领导者，让他们加入并且经常参与到改变和过渡政策的制订中，这样他们可以充当变革拥护者而非反对者，并在实践中起到模范作用。

领导者必须谨慎确定和挑选照护指导者，在全机构不同职业、级别和专业中进行选拔。考虑机构里谁有推进 EBP 方案的知识和技能、可以提供最佳支持并且与 EBP 的成功有最大利害关系。建设指导者的技能和知识时要考虑如下问题："如何训练指导者？谁来提供初始培训？在训练完成后由谁支持他们并且如何支持？"随着建设 EBP 环境的活动增加，领导者需要在所有护理人员中普及教育并指导活动。通过专注于对护理人员有重要意义的问题让尽可能多的护理人员引领 EBP 流程，由此获取更多支持，这是成功的关键。

培养指导者的方法多种多样。起初，如果还没有在内部人员中培养出专家，机构可以通过合作机会在机构外寻找指导者，如和护理院校合作或向已经确立了模型的机构和专家咨询。内部专业知识建立后，机构内 EBP 的实施会带来培养领导者的自发机制。如，参与由指导者牵引的 EBP 项目的委员会成员很快会成为其他参与 EBP 工作的员工、委员会或小组的指导者。EBP 奖学金是培养指导者的另一种方法，研究员在研究中获取技能，为自己的部门或整个机构的员工团队提供领导和咨询。

证据显示，护理人员在遇到临床问题时更喜欢向同事询问，而非搜索期刊、书籍或网络来寻求答案（Pravikoff，Tanner，& Pierce，2005）。寻求外界支援的同事通常是非正式领导者，证据显示这些非正式领导者，即意见领袖和变革带头人，在教育和绩效反馈相结合时能有效改变团队行为（Titler，2008）。正式领导者和非正式领导者的不同在于正式领导者有职位实权，而非正式领导者的影响力则来自他们在团体内的地位、专业知识和意见。

意见领袖是人们征询意见的对象，有广泛的影响力，而且同行会推举意见领袖作为他们自己的代表，意见领袖也被视为"受尊重的影响来源，同事认为其技术能力强，会让他们来判断创新（EBP）是否适用于本级（病区）情况……意见领袖用创新（EBP）影响同行，并改变团体规范"（Titler，2008，pp. 1 - 118）。变革倡导者有类似的影响力，但不同的是，他们虽然是在病区里工作，但并不属于病区的员工。他们传播信息、鼓励同行采纳创新、引领员工走向创新，并且对创新有着矢志不渝的热情（Tilter，2008）。

确认带头人可以从两级入手。第一是机构级别。在约翰·霍普金斯医院，护理人员已经成功让临床领导人员，如临床护理专家、伤口护理或安全护理专科护士，作为变革带头人。第二组带头人是部门级别的，包括部门护理委员会成员，他们作为专家级临床护理人员被员工视为专业实践的榜样，并且能让员工负起责任。他们是投身临床问题探究的护理人员，入选的原因大多是他们对 EBP 项目的话题或问题感兴趣，或者是技术娴熟的合作者和团队成员。

指导者和非正式领导者在促进 EBP 开展和证据向实践转化中的关键角色已成为许

多重要工作的重心（Dearholt，White，Newhouse，Pugh，& Poe，2008；Titler，2008）。护理文献表明，护理人员在整个 EBP 流程中需要得到指导和支持才能取得成功、实现卓越（Block，Claffey，Korow，& McCaffrey，2005；Carroll，2004；Owens & Patton，2003）。

约翰·霍普金斯护理经验

在约翰·霍普金斯护理循证实践（JHNEBP）模型设计完成并准备投入测试时，第一组接受教育和培训的是麻醉恢复室（PACU）的工作人员。选择他们有 3 个原因：护士长致力于 EBP；PACU 有着出色的专业实践，要求护理人员参与病房活动；而且护理人员每周有固定的 2 小时可以用于培训。PACU 工作人员提出一个行政管理和临床方面共有的重要问题，涉及医疗费用、医院收容量、满意度和患者流通量。工作人员提出的问题是："无须住院的成人患者是否应该在离开 PACU 前排泄？"

EBP 流程以每周或每两周一次的短时间教学讲课开始。PACU 的工作人员每周都要对教育、模型和他们对流程的满意度进行评估，需要回答以下问题：

- 模型是否清晰、有用、合乎需求且切实可行？
- 工作人员对循证流程是否满意？
- 工作人员对流程结果是否满意？

结果显示，随着项目进展，护理人员对 EBP 资源的充足度、流程的可行度、对流程及结果的满意度的感受有明显差异 。图 9.2 展示了工作人员的评估值随时间推移而发生的均值变化。第一次培训结束后，护理人员对 EBP 流程形成了积极的看法，但当他们开始自行运用模型检索和评估数据后，对上述 3 个问题所反映出的积极感都大幅下滑。第 5 次培训结束后，护理人员对 EBP 资源的充足度、流程的可行度、流程及结果满意度的看法变得更积极了，评估结果比第 1 次培训后的评估分数更高。

这些结果表明，EBP 流程中护理人员确实需要指导，帮助他们学习包括评估研究和证据的新技能（New- house，Poe，Dearholt，Pugh，& White，2005）。EBP 领导团队在试点实验末尾总结到，护理人员能在有丰富学识的指导者的帮助下有效运用 JHNEBP 模型，切实可行的 EBP 模型对研究向实践的转化是必要的。评估也包括了定量回答，答案显示出护理人员对 EBP 流程的热情以及事业心和成就感的重燃。支持护理探究的良好环境有以下指标：

- 护理人员能在病区获取护理参考书和网络
- 有印刷版或电子版的期刊

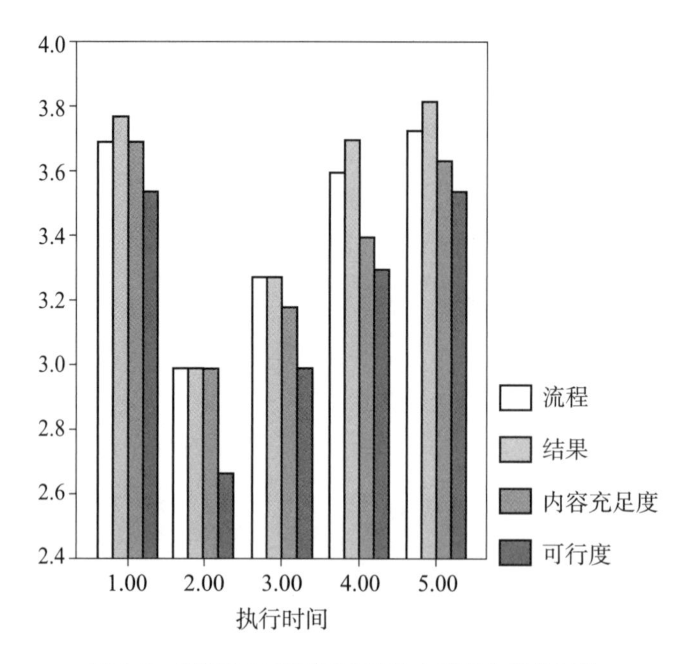

图 9.2 JHNEBP 模型试点实施中护理人员的评估

- 有医疗/护理图书馆
- 有知识丰富的图书馆人士支持工作人员、协助证据检索
- 有支持探究和 EBP 的其他资源

Estabrooks（1998）调查了护理人员对多种知识来源的利用。她发现护理人员使用最多的知识来源是他们自己的经验、工作场所中其他信息的来源、医生的直觉以及实行多年的实践方式。而文献、文章或期刊被护理人员列在了所有信息来源途径中的最后 5 项里。Pravikoff，Tanner 和 Pierce（2005）研究了护理人员的 EBP 准备度情况，发现 61% 的护理人员被要求每周至少查阅一次临床信息。然而有 67% 的护理人员是一直或经常从同事那里获得信息而非在参考文献中寻找信息，有 83% 的护理人员很少或从来不寻求图书馆馆员的帮助。如果机构为员工提供实践探究所需的资源并要求员工在工作中使用这些资源，那么 EBP 将会在这样的机构中获得成功。那些没有提供这类资源的机构必须要解决这一重要问题。

克服障碍

领导者一直担负的责任之一就是确认并发展计划来克服困难以创建和维持循证实

践环境。领导者不应轻视这项责任，必须把它作为实施计划的一部分。

参与EBP的人员反复提到时间限制是阻碍EBP实施和实践探究模型使用的一大因素。允许参与EBP项目的工作人员从临床工作中抽时间出来开展EBP项目是至关重要的一点。各种EBP项目的经历表明工作人员需要时间来思考、讨论EBP项目，阅读最新证据，评估证据的级别、强度和质量。对大多数护理人员而言，阅读研究文章、评论证据不仅耗时长而且难度大，需要他们从工作中抽出大量时间来做这些事。这项工作无法在离开患者的片刻或15分钟的休息时间里完成。护理人员需要离开病房在不被打扰的环境里学习。

缺乏支持性领导力创建和维持EBP环境的另一大障碍。领导者可以通过制订愿景、使命、护理宗旨和战略计划来发挥他们的领导作用，推动EBP环境的形成。高层领导人必须把EBP纳入他们的岗位和规范行为中。为了建立支持EBP的组织文化，机构的日常语言中必须体现出机构对证据运用的重视，并将证据运用作为机构价值观的一部分。也就是说，领导者必须要说得头头是道——主动询问："证据在哪?"领导者也必须言行一致——在日常行动和行为中示范对证据的重视。机构是否重视科学研究并要求工作人员对在实践和临床决策中运用最佳证据负责？领导者是否询问常规决策的制订有没有运用最佳可得数据/证据还是过往经验、财务限制甚至是情感？领导者自己是否运用最佳可得证据来做管理决策？这很容易从机构内行政人员的头衔看出来。是否有专门的指导者或部门负责研究或质量改进？如果有，这些个人处在组织结构中的什么位置？他们向谁报告？这些人物在组织结构里是集中还是分散？

机构基础建设的缺乏是支持EBP的另一大障碍。需要协商分配包括人力、财力和时间在内的资源来支持方案。工作人员必须能够获取图书馆资源、电脑和在线数据库资源里的现有证据。权威人士，如项目带头人或指导者，也必须是可获得的基础建设的一部分。

护理人员自身也可能成为实施EBP的重要障碍。他们经常缺乏阅读试验研究结果并把其转化为实践的技能、知识和信心。有些护理人员可能以消极态度和对研究的怀疑来抵制EBP。在有些机构中，护理人员可能感觉他们对制订和改变实践决策的权力有限，并对追求证据是否会产生任何结果生疑。另一种潜在障碍是护理人员和机构等级制度中其他医护人员的关系，如临床专科护士与医生和其他专业人员的关系。

克服护理人员引起的障碍的最佳办法是通过预防和规划来估计和确认护理人员的需求。EBP领导者、带头人和指导者可以在循证实践流程中支持护理人员把改变纳入实践。专业人员需要重视彼此对患者护理和临床决策的贡献。如果全体工作人员——

尤其是护理人员的投入没有被重视，就会导致他们缺乏参与 EBP 方案的兴趣和信心。

缺乏沟通是实施任何类型的变革都会遇到的障碍，但尤其不利于 EBP 计划的实行。制订 EBP 沟通计划可以有效解决这个难题。随着护理人员开展 EBP 并在临床环境中运用评判式思维，他们希望自己所做的一切都能受到重视。当实施变革时，护理人员希望领导者能够倾听他们的疑虑和并对此做出回应。如果员工将领导者视为他们在变革过程中的搭档，员工就会对变革形成主人翁意识。

最后一个障碍是机构未对利于 EBP 环境形成的行为给予鼓励或奖励。有人认为员工从事自己的本职工作是应当的，不需要因此给予奖励。然而，领导者应当考虑机构体系中是否存在激励或抑制员工积极性的因素，以及是否有重视责任的环境。建立 EBP 环境、持续开展 EBP 项目不仅极具挑战性，而且需要所有相关方的参与。如何制订激励措施可以从前文讨论过的几个方面入手：沟通、教育和指导、工作描述和评估工具。领导团队应认识到制订这些激励措施的必要性，并在 EBP 实施过程中纳入有关赏识和奖励的计划。这些都是规划、实施和维持变革的过程中需要讨论的关键点。

领导改变与管理过渡

在经历文化革新的过程中，一个关键成功因素是护理管理者和被指派来实施改变的人理解改变和过渡的区别（见表 9.2）以及如何领导改变和管理过渡（Bridges，2009）；这一理解为如何克服之前讨论的障碍提供见解。

表 9.2　改变和过渡的定义

改变	在我们的外部开始、停止和发生的事件
过渡	工作人员在掌握做事的新方法时心智中发生的情感或心理变化过程

改变是有着明确且有形的起止点的活动。如，一个员工领导的 EBP 项目发现患者和家属更喜欢临床工作人员穿着有颜色编码的工作服来区分不同的团队成员。基于这一证据，机构做出决定调整所有临床工作人员的工作服颜色。这一改变从为临床护理人员选择颜色开始，到工作人员开始穿着新医护服结束。而另一方面，过渡包括了放开某些熟悉的东西，会产生一种失去感。工作人员被扣上“拒绝改变”的帽子时，实际上他们拒绝的是这一过程——对某些熟悉、重视、珍惜的事物“松手”的情感过程。虽然改变可能在短时间发生，但过渡的时间轨迹对每个人来说都不一样，并由他们当时的处境决定。因此，要明白为何有些工作人员会拒绝改变，改变的领导者必须明白

如果做出规范工作服的建议，工作人员必须放下什么。

改变与过渡的规划程度直接联系到改变的范围、复杂度和普及度。有些改变可能是简单直接的交流或设备使用的快速培训，例如，把术后外科病房里的振动阀换为诱发性肺量计。有些改变可能是复杂、多方面并且是全医院范围的，如护士管理肝素使用模式的实施，这影响到护理人员和医生的责任，还有整个医院的工作流程。无论哪种情况，明白改变和过渡的不同都是成功的关键。

过渡管理的策略

管理改变的策略是具体的，且由像附录 A《项目管理指南表》中列述的策略性规划引导。然而，改变活动激起抵制时，就提示工作人员在应对过渡，即个人方面的改变。抵制改变是损失感的表露方式，这些不总是具体的。损失可能关乎态度、预期、设想——所有那些搭建了工作人员舒适区域并为他们的日常活动提供常规与熟悉感的内容。

化解抵制的方法之一是和工作人员讨论，在用新方法做事时他们感觉会失去什么——换言之，评估他们的损失。另一个帮助工作人员完成过渡的策略是尽可能地描述改变的细节，做到具体明确，这样工作人员可以清楚他们的去向、原因和自己的角色。评估损失时，领导需要考虑会受到改变影响的个人和团队，包括实践的直接或后续影响以及被改变的流程影响。因为过渡是主观体验，不是所有工作人员都会感到和表达相同的损失。损失的范畴的例子包括能力、常规、关系、地位、权利、工作意义、利益范围、小组成员身份和个人身份（Bridges，2009）。应对这些过渡的具体策略包括：

- 与工作人员坦诚讨论，了解他们对被替换事物的感受。前线护理人员学识渊博，他们认为改变会带来的问题应该受到重视并且通过评估采纳他们的意见，而非批评他们的异议。要简单、坦诚且有怜悯心；例如，“我看你对支持新的医护服决策有些犹豫。请帮我了解原因。”如果护理人员有机会公开讨论他们的损失，就会更快地完成过渡。
- 因为文化有地方性，如何实施改变需要根据员工工作的病区情境来设计；工作人员需要在他们的工作环境中形成对改变/变革的主人翁意识。这就是为什么非正式领导者和变革倡导者会如此重要。
- 明确保持不变的内容，最大程度上避免对改变的过度概括和过度反应。
- 了解清楚损失后，要表彰过去的成就。把改变展现为基于过去成就的建设。可以举办象征性的活动或仪式来赞颂过去取得的成就。如，工作人员可以用他们医护服的碎片或图案制作一床被子或一件拼贴艺术品，或者在休息室做一张大海报来纪念他们要告别的过去。

- 护理人员在接受新的行事方法前会先抱怨，这是人之本性。避免与自己听到的抱怨争执，因为那样会阻止沟通；相反，要充分应用你主动聆听的能力。理解比同意更重要。如果你不知道答案，要坦诚告知工作人员，并努力找出答案。

不能低估沟通在改变和过渡过程中的重要性。在医院和病区层面建立广泛支持至关重要。一项关键的策略是要坦诚并不断重复。因为工作人员应对的信息量极大，他们需要听到很多次才会开始注意。Bridges（2009）建议用6种不同的方式讲6次，根据不同情况使用具体明确的表达方式，这个方法非常有效。为了让工作人员看到改变的成果并完成过渡，你需要遵循4项重要的沟通指南：

1. 明确叙述改变的目的；如果人们明白目标以及导致改变的问题，他们就能更好地管理过渡带来的不确定性。

2. 沟通的一个结果是让工作人员清楚明确地知道改变完成时的样貌——新的工作流程是怎样的？看上去如何？会有什么感觉？新的队友是谁？

3. 用已有信息尽可能详尽地解释改变的计划；坦诚相见——如果你有什么不知道的，不要隐瞒，并且告知对方何时以及你需要什么，来回应他们的问题。

4. 人们拥有他们创造的东西，所以让工作人员知道你需要他们做什么、他们的角色以及他们在哪里会有选择或贡献。

能力建设

能力建设指用知识、技能和资源来武装工作人员，以获取并判断证据的价值、将其转化入实践。通过教育以及跨学科团队工作中的直接实践经验是培养EBP运用能力的最佳实施途径。

发展循证实践技能和知识

约翰·霍普金斯医院最受欢迎的EBP教育项目形式是一天制的工作坊。早上的课覆盖EBP概念、《JHNEBP模型和指南》，还有证据检索和评估技巧。下午，听课者以小组的形式对某一EBP问题的证据进行评议和评估，并基于他们可获取的证据决定是否需要改变某一实践。一天制的工作坊也在约翰·霍普金斯以外的许多环境中获得成功，包括在乡村、社区和非教学医院及其他大型的学术医学中心。表9.3给出了一天制工作坊的教学话题纲要。

表 9.3 一天制工作坊的教学话题及目标

主题领域	目标
循证实践入门	介绍 EBP 的起源 讨论 EBP 的重要性 定义 EBP
实施指南	阐述 JHNEBP 模型 讨论使用该模型的方案 阐述流程步骤 讨论如何确立一个可回答的问题
评估证据	阐述不同级别的证据 判定从何处寻找证据
检索证据	讨论图书馆服务： 如何让图书馆员执行检索任务 如何订阅文章 示范如何进行基础的文献检索
评估证据的运用	讲解证据评估表 帮助小组对布置的文章进行评价/评估 讨论对每篇文章级别和质量的评估 完成个人证据总结表及综合与建议工具表
总结证据及后续	推动对综合证据的讨论 判断基于证据是否要做出实践改变 讨论实践改变的相符性、可行性和适当性 讨论如何开展实践改变 讨论如何评估改变

约翰·霍普金斯医院的护理管理者也为护理人员设立了有竞争性的 EBP 研究员职位，作为培养 EBP 领导者和变革带头人的附加方法。医院每年为护士申请者提供两个研究员职位作为兼职机会，与一位指导者合作，培养 EBP 技能并完成一份研究方案。研究员用《JHNEBP 模型和指南》提出一个实践问题，评议和综合文献，并运用文献建议改进实践。

跨学科合作

在当今注重团队合作的医护环境中，医护工作情景中证据评估与普及的跨学科合作是重头戏，因为许多实践改变不仅涉及护理人员，还有医生、其他相关健康专业人士、行政人员和政策制订者。2011 年 2 月，由健康资源与服务管理局（the Health Resources and Services Administration，HRSA）、乔西亚·梅西基金会（Josiah Macy Jr. Foundation）、罗伯特·伍德·约翰逊基金会（Robert Wood Johnson Foundation,）、ABIM 基金会（ABIM Foundation）和跨学科教育合作组织（the Interprofessional Education Collaborative，IPEC）赞助的一场大会在华盛顿特区举行，会议聚集了来自不同医护专业的 80 多位领导者共同评议“跨学科合作实践的核心能力”（IPEC 专家小组，2011）。会议议程聚焦于为核心能力提出行动战略，改革美国的医疗专业教育和医疗服务。《能力领域 4》（*Competency Domain* 4）这份文件支持跨学科团队提供循证医疗服务的需求：“运用关系建设理念和团队动态原则来有效发挥不同团队成员角色的作用，计划并提供以患者/群体为中心的安全、及时、高效、有效且公正的照护”（p. 25）。组建循证实践团队时，跨学科人员的参与是关键，而且应该考虑确认和发展来自同盟的卫生学科的 EBP 指导者。

约翰·霍普金斯大学护理学院

约翰·霍普金斯大学护理学院（The Johns Hopkins University School of Nursing，JHUSON）认识到用 EBP 知识和技能武装护理人员的需要，运用《JHNEBP 模型和指南》，把模型和 PET 流程都整合到教学和临床课程中。例如，在本科学生的科研课里，老师运用的是发生在约翰·霍普金斯医院护理部门的真实 EBP 问题。作为课程作业，护理学生检索并评议可以从 PubMed 和 CINAHL 数据库里获取的证据，并为护理部门准备一份考虑转化为实践的文献总结。硕士项目包括了解和运用护理研究的两门课——“护理研究的统计认知和推理”和“研究到应用的实践”。第一门课程专注于让学生通过能够通过理解和使用统计资料来评判式地阅读和评估医疗和护理文献。“研究到应用的实践”课程评议研究流程，帮助学生发展评论、评级和综合可获得证据的强度、并讨论把该证据转化为实践所需的技能和知识。

硕士级别的临床课程也纳入了 EBP 的内容。为了更好地了解 EBP 流程的应用，开业护士学员在第一节临床课确定一个实践问题，在随后三节临床课里评议和综合相关文献。哲学博士（PhD）和护理实践博士（DNP）项目的课程中也包含了循证实践。博士选修课程是循证护理。EBP 是 DNP 项目的一条基本主线，有两门核心课程强调了这一内容。此外，DNP 学生要完成对毕业设计项目中研究领域文献的系统评述。为了更有效地把循证实践概念纳入课程中，JHUSON 还举办了几次教师培养课程。通过学习 EBP 相关概念并参与到 EBP 项目中体验模型和多种工具表的使用，教师水平也获得了快速提升。

维持改变

在 EBP 战略方案的初始阶段，机构的领导者必须支持和维持机构工作方式的改变。领导、指导者、变革带头人和对方案负责的人必须不断倾听工作人员，并且对他们的评论、问题和抱怨做出回应。为了让 EBP 被完全采纳并整合入机构中，必须让所有工作人员感受到改变后的实践能改进护理质量、改善患者生活。EBP 成为日常工作的一部分时，工作人员参与 EBP 的热情度会提升。因此，维持改变需要一个员工期望和组织结构相一致的基础建设，使其与营造循证文化的战略愿景和计划相协调。

为循证实践设立预期

通过确立工作描述、开发培训项目和材料来设立角色预期。绩效评估工具表是开发 EBP 人力资源、固化循证实践文化的第一步。要发展或修改这些人员工具表，以强调工作人员在改进患者护理结果和流程的管理与实践决策中的责任与义务。整个雇员系统使用的工具表必须一致。如，工作描述应该说明对护理人员规范和能力衡量的预期内容；入职培训应帮助护理人员了解机构，告诉他们如何遵守各项标准、怎样在工作中培养能力。机构的绩效评估工具应使用明确的能力衡量标准来评估护理人员的工作表现。表 9.4 提供了约翰·霍普金斯医院护理部的工作描述中表现和能力衡量标准的例子。

表 9.4 JHH 护理人员工作描述节选

临床实践
临床护理人员 I：在护理实践中运用科学根据或循证实践方法。 1. 遵从临床实践和标准的变化。 2. 有机会时要参与到数据收集中。 3. 证据和实践不同时要提出相关临床问题。 4. 实践的基础受到质疑时要咨询合适的专家。 5. 用恰当的资源来回答循证实践问题。

续表

临床实践
临床护理人员Ⅱ：在护理实践中运用科学根据或循证实践方法。 1. 对临床实践或标准的改变寻找和/或清楚说明理由和科学依据。 2. 支持基于研究的临床实践（教学、做榜样、应用到自己的实践中）。 3. 有机会时参与到数据收集中。 4. 找出实践与最佳证据的不同。 5. 提出临床问题、检索并评议实践相关领域的证据。 6. 咨询合适的专家来回答循证实践问题。 7. 清楚解释护理的循证依据。
临床护理人员Ⅲ：解读研究并用科学探究来确认和/或更改临床实践。 1. 评估研究结果可能对改变临床实践产生的影响，比较实践与研究结果并采取恰当行动。 2. 设计工具表和/或有机会时参加数据收集及其他研究过程中的特定任务（如文献回顾）。 3. 指导工作人员识别出实践与最佳证据的不同，提出临床问题、检索证据、回顾并评论与临床、管理或教育实践相关的证据。 4. 做循证讨论中的信息提供者和指导者，清楚解释实践的依据。 5. 通过塑造榜样和支持实践改变参与到循证实践的实施中。 6. 把循证实践融入对患者的日常护理和领导者责任中。 7. 参与/支持病区/部门的循证实践项目。
资源
运用评判式思维和科学探究来系统且持续地改进医疗和操作流程，并达成理想的财务结果。

委员会结构

委员会结构的设计旨在促进患者护理、教学和研究的完善，通过

- 招聘和保留不同专业的员工
- 为护理和实践建立循证标准
- 鼓励跨学科的质量改进和研究
- 推动专业成长和发展

委员会及其成员扮演护理部门的 EBP 变革带头人和指导者。每个委员会在整个机构的 EBP 实施中扮演着不同但重要的角色，并且成员每年要为自己委员会的工作和新

一年的目标确立一个重要的EBP问题。

表9.5阐述了EBP对护理部门专业实践委员会的作用。

表9.5 护理部各委员会的循证实践职责

委员会	作用
EBP指导委员会	为约翰·霍普金斯医院和约翰·霍普金斯大学护理学院内外的EBP确定战略计划
临床质量改进委员会	以安全优质的患者结局为目标，促进基于证据的护理流程和系统的改进
领导力发展委员会	针对管理和领导方面的工作提出并实施创新的循证策略
研究委员会	支持对新知识的探索并将其转化到护理实践中
护理标准委员会	促进、发展和维持护理循证标准； 培训部门代表执行他们每年的EBP计划； 为JHUSON的学生每学期执行的EBP项目推荐问题
实践标准委员会	促进、发展和维持专业实践的循证标准

沟通方案

沟通方案应该是和EBP流程及其可持续性不可分割的必要组成部分。该方案应该着手以下内容：

- 沟通的目标
- 目标听众
- 可用的沟通媒介
- 偏好的沟通频率
- 重要信息

EBP沟通方案的目标至少应该聚焦于增加员工对方案的认识、教导员工怎样做出贡献、强调并祝贺成功、告知员工整个机构中EBP活动的进展。考虑在机构的内网上建立一个EBP网站。这一网站可以成为交流EBP信息的绝佳媒介，包括研究问题、正在进展或完成的项目、项目结果和可获取的EBP学习机会。网站也能展示机构EBP活动的简介及历史，这对机构取得磁性认证或维持磁性认证也有所帮助。图9.3展示了约翰·霍普金斯医院护理部门的网站。

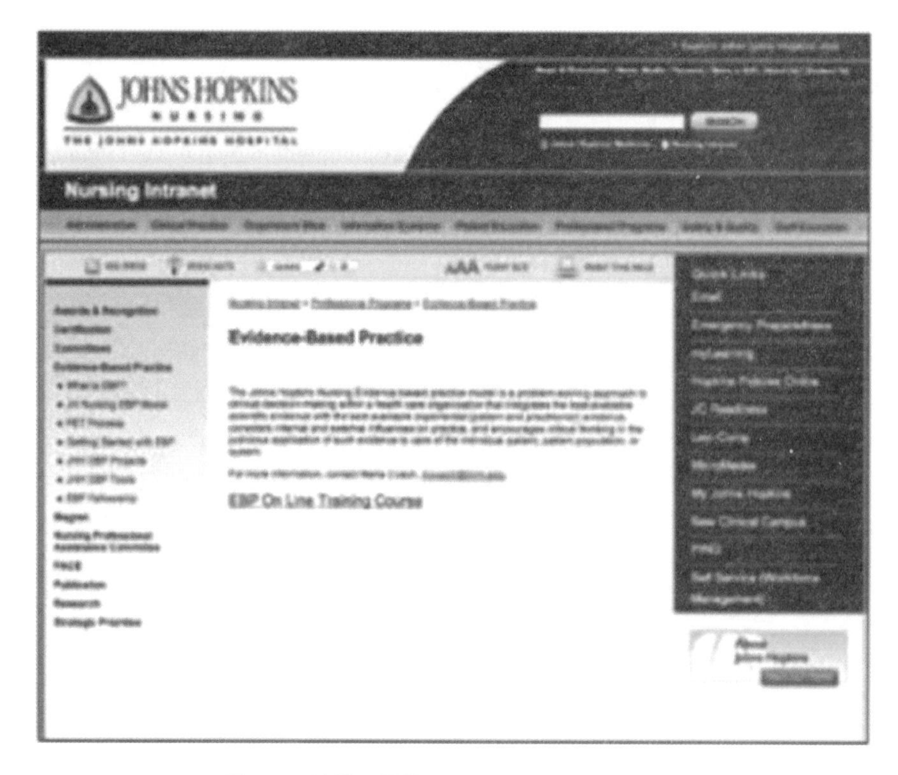

图 9.3　约翰·霍普金斯医院护理部门的网站

最后，沟通方案可以采取网上调查的形式来了解员工对潜在项目或已完成项目的意见，及时获得有关项目进展的情况，并能发展循证实践的资讯。这些资讯旨在加强机构内的交流沟通，使方案与机构使命相连，在向员工提供新资讯的同时体现出机构始终如一的愿景。

建立支持 EBP 环境的行动开始后，最大的挑战是让势头持续下去。为了维持改变，员工必须承认改变并在实践环境中努力维持改变，这个实践环境重视评判式思维并且所有管理和临床决策都运用证据。

在调拨 EBP 方案的资源时，有人可能会对 EBP 相关的开支和成本产生疑问。为维持这项工作及其对机构的价值，需要把 EBP 项目与机构的首要工作联系起来。有用的做法是：确认能改进安全或风险管理问题的 EBP 项目；处理实践或临床实践中与社区规范有显著不同的内容；或解决高风险、高收容量、高成本的问题。考虑询问以下问题："机构现行的实践是否有证据支持？这些结果是能达成的最佳结果吗？有没有方法能提高效率或节省成本？"如果员工通过 EBP 项目找到改进护理结果、减少成本或降低问题相关风险的最佳实践方式，那么机构就能在上述这些重要领域获得提高或益处。另一种实现 EBP 工作成本效益的方法是提升患者和/或员工满意度，或是健康相关的生命质量。维持改变也包括制订评估方案以确定流程和结果绩效衡量标准，从而监控实施、投入度和结果。衡量标准应该判定 EBP 环境的有用度、满意度和成功度。这些方案是在改变还是在支持现行实践？取得了什么最佳实践或典范？机构是否节约了资金或提升了效率？哪些绩效数据显示这为机构带来了提升？这一评估方案应该包括时间表和提示需要调整计划的信号。

总结

我们在制订、实行和不断改进《约翰·霍普金斯循证实践：模型与指南》这本书的过程中收获了丰厚的经验。要创建一个支持 EBP 的环境是最重要的经验之一。这一努力的关键是认可 EBP 能力建设的重要性。领导力支持对 EBP 文化的建设工作至关重要，包括扩展基础建设以及调拨维持改变所需的资源，如时间、资金和人力。领导者确立重点工作、促进流程并设定预期。发展本单位的指导者和带头人有助于 EBP 的成功实施，并帮助克服 EBP 的障碍和阻力。

评判式思维和持续学习的文化能营造出用证据支持临床和管理决策的环境，通过运用证据促成最佳结果、减少护理中不恰当的变动、提高患者和员工的满意度来确保最优质的护理。在 EBP 环境中工作会改变护理人员思考和处理工作的方式。随着护理人员积累的 EBP 经验越来越多，他们的职业发展和工作方式也会发生改变：不管是个人还是机构，他们都在向循证决策的方向转变。护理人员评判证据的能力也会越来越强，定会作为一个有价值的贡献者投身于跨学科团队的工作。

参考文献

American Nurses Association (ANA). (2010). *Nursing: Scope and standards of nursing practice.* Washington, DC: American Nurses Publishing.

Balas, E., and Boren, S. A. (2000). Managing clinical knowledge for healthcare improvement. In J.

Bemmel & A. T. McCray (Eds.), *Yearbook of Medical Informatics* (pp. 65 – 70). Bethesda, MD: National Library of Medicine.

Block, L. M., Claffey, C., Korow, M. K., & McCaffrey, R. (2005). The value of mentorship within nursing organizations. *Nursing Forum*, 40 (4), 134 – 140.

Bridges, W. (2009). *Managing transitions: Making the most of change* (3rd ed.). Da Capo Press: PA.

Carroll, K. (2004). Mentoring: A human becoming perspective. *Nursing Science Quarterly*, 17 (4), 318 – 322.

Dearholt, S. L., White, K. M., Newhouse, R., Pugh, L. C., & Poe, S. (2008). Educational strategies to develop evidence-based practice mentors. *Journal for Nurses in Staff Development*, 24 (2), 53 – 59.

Estabrooks, C. (1998). Will evidence-based nursing practice make practice perfect? *Canadian Journal of Nursing Research*, 30 (1), 15 – 36.

Greenhalgh, T., Robert, G., Macfarlane, F., Bate, P., & Kyriakidou, O. (2004). Diffusion of innovations in service organizations: Systematic review and recommendations. *The Milbank Quarterly*, 82 (4), 581 – 629.

Institute of Medicine (IOM). (2001). *Crossing the quality chasm: A new health system for the 21st century*. Washington, DC: National Academy Press.

Institute of Medicine (IOM). (2003). *Health professions education: A bridge to quality*. Washington, DC: The National Academies Press.

Institute of Medicine (IOM). (2011). *The future of nursing: Leading change, advancing health*. Washington, DC: National Academy Press.

Interprofessional Education Collaborative (IPEC) Expert Panel. (2011). *Core competencies for interprofessional collaborative practice: Report of an expert panel*. Washington, D. C.: Interprofessional Education Collaborative.

McGlynn, E. A., Asch, S. M., Adams, J., Keesey, J., Hicks, J., DeCristofaro, A., & Kerr, E. A. (2003). The quality of health care delivered to adults in the United States. *New England Journal of Medicine*, 348 (26), 2635 – 2645.

Newhouse, R., Dearholt, S., Poe, S., Pugh, L. C., & White. K. M. (2005). Evidence-based practice: A practical approach to implementation. *Journal of Nursing Administration*, 35 (1), 35 – 40.

Newhouse, R. P. (2007). Creating infrastructure supportive of evidence-based nursing practice: Leadership strategies. *Worldviews on Evidence-Based Nursing*, 4 (1), 21 – 29.

Owens, J. K., & Patton, J. G. (2003). Take a chance on nursing mentorships. *Nursing Education Perspectives*, 24 (4), 198 – 204.

Pravikoff, D. S., Tanner, A. B., & Pierce, S. T. (2005). Readiness of U. S. nurses for evidence-based practice. *American Journal of Nursing*, 105 (9), 40 – 5.

Schein, E. H. (2004). *Organizational culture and leadership* (3rd Ed.). San Francisco, CA: Jossey-Bass.

Titler, M. G., (2008). The evidence for evidence-based practice implementation. In R. G. Hughes (Ed.) *Patient Safety and Quality: An evidence-based handbook for nurses*. AHRQ Publication No. 08 – 0043, Rockville, MD: Agency for Healthcare Research and Quality.

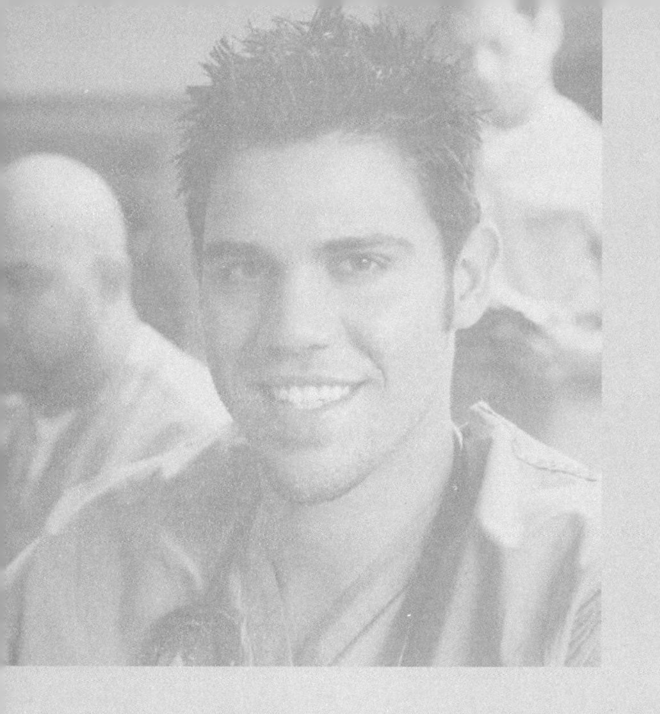

第五部分

范 例

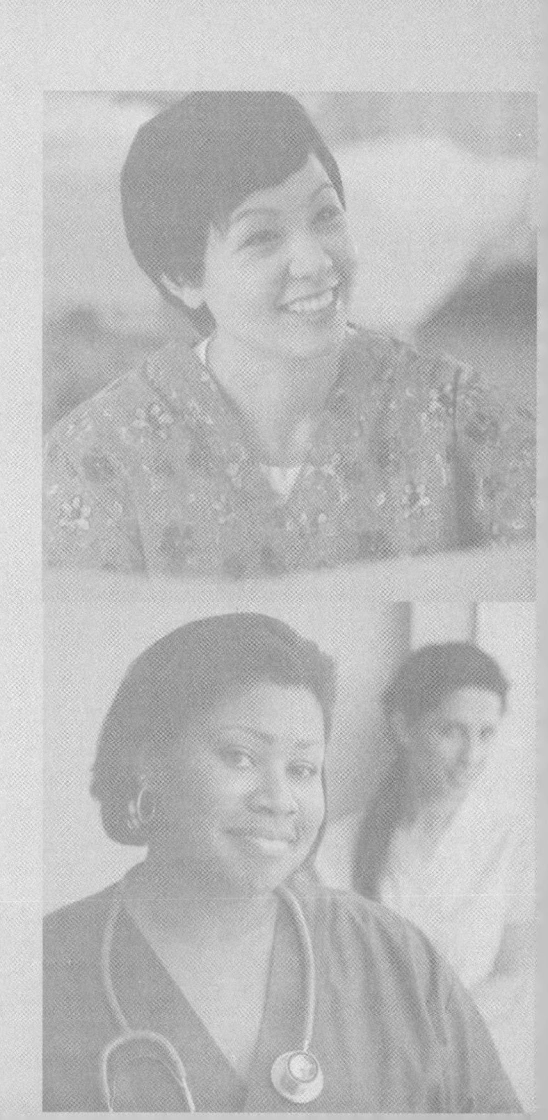

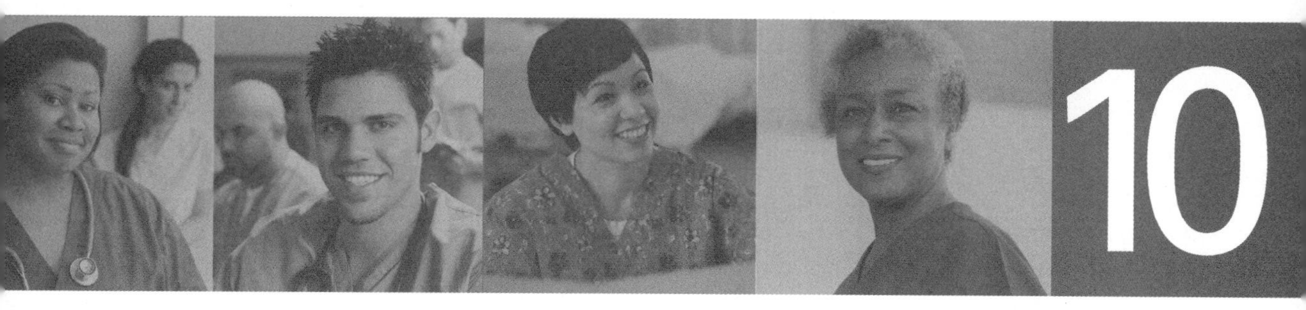

范　例

玛丽亚·科维奇，MS，RN，CCRN

本章节列举了 7 个应用约翰·霍普金斯循证实践模型的范例。这些范例描述了护理人员运用证据来回答临床问题、判断实践改变需求或指导政策发展的情况。

医用床垫与压疮（压迫性溃疡）

瑞秋·N. 莫斯利，RN，CWON，CWCN

辛西娅·A. 沃克，RN，CWON

玛丽·安·格林，DNP，RN，NEA-BC

泽拉·科瑞—史蒂芬斯，PhD，RN

玛丽亚·科斯萨卡，EdD，RN

沙拉·J. M. 夏菲尔，PhD，RN

该成功案例描述了伤口专科护士在减低病患压疮隐患中发现的实践性问题并予以解决的情况。该过程中包含实证收集，并最终促发了成本分析，结果表明将所有成人内科/手术病房的床垫全部进行替换是性价比最高的举措。该范例所描述的循证实践流程中不含特定产品的推荐。

实践问题

医院规程中明文规定对于有压迫性溃疡（即压疮或褥疮）风险（布兰登评估 18 及以下）的成年内科/手术病患，需躺在相应的减压床垫上来防止压疮的产生。布兰登评估值为 16 或以下的患者需要使用气枕（或类似）床垫，评估值为 17 或 18 的患者则需要使用特定气枕床垫。两种床垫都属于床垫加盖或者整床租赁床垫，在该类床垫未到位之前，患者使用的都为标准床垫。

健康人在 6 ~ 12 小时内就会出现压疮，而虚弱患者则在 2 小时内就会有压疮。通过对 31 名内科/手术患者所取得的数据显示，从患者风险评估到减压床垫送达之间的平均耗时为 48 小时。该时间长度的计算是基于电子病历系统中布兰登评估值的录入时间、相应床垫的网络订单时间以及床垫安放入病床的时间得出的。长耗时的主要原因为床垫更换所引起的高人力需求同时又要保障患者的舒适度，从而导致患者压疮风险上升。伤口造口失禁护理协会（WOCN）的《压疮预防与管理指南》以及美国压迫性溃疡顾问组（NPUAP）《压疮预防要点》都指出，带有压疮隐患的患者必须使用分压性床垫，不可使用普通医用床垫。压疮是可以预防的，然而一旦产生压疮，治疗费用将会非常昂贵。美国医疗照护与医疗救助服务中心将Ⅲ级与Ⅳ级医院获得性压疮视作“严禁发生”的医疗过失。该类事件一旦发生，即便对病患的相关护理进行升级，也无法弥补伤害。虽然减压床垫的提供只是压疮预防的一部分，但在患者到达病房前就准备好减压垫却是对压疮预防的积极反应，而不是消极应变。

该实践的困难为：床垫以及床垫加盖系统导致合适减压床垫供应的及时性有所延误。伤口专科护士希望能够找出方法减少或根除床垫获得性延迟的问题。

该实践问题为：若将所有内科/手术病房床位都买成高级治疗用减压床垫并将其作为标准配置，相较于现行的床垫加盖方式，是否可以及时、有效地保证分压性床垫的提供并且达到高性价比？

实证

实证搜索中涵盖了文献检索、专业机构实践标准、磁性医院伤口专科护士调查以及财务分析。Cochrane 数据库中检索产生的 53 份文献（包括随机对照试验研究以及类试验研究）都表明，当标准医院乳胶床垫被替换为其他床垫后，风险患者（RR 0.40；95% CI 0.21 ~0.47）的压疮发生率有所降低。虽然该研究结果中所使用的具体产品种类不一，但该文献回顾的结果表明，具有压疮高风险的患者应使用更高规格的床垫而不是普通医用床垫。

NPUAP、WOCN 以及顾问委员会给出的建议都表明使用分压性床垫应该被作为医院规程的一部分。但是现有减压床垫种类逾 200 百种，其中并没有任何一种床垫显示出绝对优势。

为了求证有关医用床垫的现行做法以及经验，70 名东海岸磁性医院的注册伤口专科护士接受了调查，回馈率为 29%。调查问题包括床垫使用种类、床垫所有权（医院所有/租赁）、压疮发生率变化以及护理人员对压疮预防中减压床使用重要性的看法。在 5 分制李克特量表（5 分为重要性最高）中，减压床在压疮预防中的重要性评分为 4.53 ~5.00。绝大部分受访者使用医院所有或租赁的减压床，并对所使用的产品表示满意且表示压疮发生率有所降低。

虽然由此可以看出床垫更换在有效的预防系统中的必要性，但实证中并没有太多有关特定产品优越性的展现。制造商们对特定产品的介绍则需要进行独立分析。顾问委员会公司护理执行中心《严重护理失误的预防》中的数据显示，犹他州山间医护中心在全医疗体系部署高级减压床垫后，压疮患病率从 10.4% 下降到了 4.3%。同时该案例研究还显示，这个医疗体系中 21 所医院在一年的时间内因此节省了 2350 万美元。由此可见，尽快采用高级医疗床垫是最为理想的举措，但是如何选取合适的床垫种类则稍显困难，因为到底哪种床垫最优的证据结果多种多样。

于是医院开展了产品评估活动，由此来决定是否高级减压床垫易于使用且利于保证患者舒适度。该产品评估的目的并不是为了决定其是否能降低压疮发病率。在产品评估中未出现重大问题，同时同系统中其他使用高级床垫的医院也并未上报任何有关问题。

若以租赁的方式开展内科/手术病房标准单人床垫常规替换，每年的成本为12.2839万美元，而为所有内科/手术病房购买196床高级内科减压床垫的开销则约为13.6559万美元。由此计算出在床垫首次购买后减去租赁费用，经费节约为每月200美元，预计五年后总成本节约为39.1111万美元。

转化

实证表明，压疮高危患者需要从入院起就使用分压性床垫。当需要采取减压床垫租赁方案时，床垫提供就会出现过多的延误。解决该问题的一个高性价比方案就是将医院的所有床垫都替换成分压性床垫。基于该项目的实证结果，患者护理服务副院长拨款对床垫进行了替换。美国护理质量指标数据库（NDNQI）的数据显示，该举措的实行使该医院获得性压疮（HAPU）的发病率在6个季度降低了8%。在第二个季度中，所有NDNQI待报内科病房达到病房获得性压疮零记录，同时达到HAPU发病率的最低纪录，仅为2.08%。该成果使伤口团队成员受到极大的鼓舞，并将继续为维持患者安全与皮肤健康作出努力。

总结

压疮一直以来都与护理工作质量直接挂钩，因此压疮预防一直是护理工作中持久而广泛的工作重点。1859年，弗洛伦斯·南丁格尔曾写道“若（患者）患上了褥疮，通常而言与疾病无关，而是护理失职”。分压性床垫的引进则可以为病患提供保护，让患者免受医院获得性压疮的困扰。

护理专业协会对循证实践模型的使用

宝拉·格拉林，DrNP，CNS，RN，CNOR

围手术护士协会（AORN）系专业护理协会，成立于1954年。其以提高手术患者及接受侵入性检查人员的安全与最优化结果为己任，为手术室护士提供实践支持与职业发展的机会。AORN如今为全球4万余名会员提供服务。

“AORN实践建议”代表了该协会在接受手术以及侵入性检查的病患护理上最优化的官方意见。这些意见为大方向上的陈述，旨在就特定工作环境下的政策和程序发展做出指导，并提供最佳围手术护理实践模范，提升患者与医务工作者的安全级别。这些文件基于护理科学准则，微生物学、相关研究、科学文献综述以及专家组意见。

实践问题

使用科学证据来支持国家性临床决策建议已经成为跨学科医护组织的前进方向。EBP主张基于科学证据来改善决策，而不是倚靠医护人员的个人意见来做决定，此为提升患者照护质量的重要方法。AORN的会员都表示，很难让其他学科的执业者就实践建议背后的证据开展讨论。虽然每个实践建议都已经带有了一系列强有力的参考推荐，但每一项参考推荐的质量与强度都未经过评估。AORN执行董事会组织了一个由维多利亚·斯蒂尔曼博士领导的特别工作组，旨在评估实践建议所使用的证据，并且选取适当的方式来对证据整体强度进行评级。虽然现已有许多证据评级方式，但是就最有益于支持AORN实践建议的证据强度表达方式还暂无定论，直到该特别工作组于2010年完成此份报告。

证据

该工作组于2010年6月完成任务，并就AORN文件中融合证据评级的方式推荐了方法。重新设计后的实践建议流程采用了系统化的方式。

- 每项接受检验的实践建议都以一项特定问题或话题为重点。
- 须由一位受雇于协会（AORN）的研究信息管理员开展全面的检索策略。
- 当相关研究文献被定位后，须通过约翰·霍普金斯护理循证实践（JHNEBP）

模型进行评判性考量。评核团队成员包括：一位围手术专科护士主要负责署名文件、一位认证学科专家常为第二作者、一位护士研究员以及一位来自实践建议咨询委员会的成员。AORN 有幸拥有一个强大的的咨询委员会，其中不仅有专业围手术护士，还有医师以及其他代表手术团队的同僚。

- 通过研究型或非研究型评估工具对文献进行考量后，集合证据将会被综合归纳为一份概要表并评级，所使用的评级模型为肿瘤护理协会证据实践模型（PEP）。纳入考量的要素包括：研究质量、既有课题类似研究的数量以及支持一项建议所有结果的一致性。

该过程的透明性使得 AORN 能够展示出支撑实践建议的证据强度，并且推进该建议在临床实践上的运用。

转化

自 2011 年中期起，所有纳入评估或正在发展的新实践建议都必须从广泛的文献检索开始。项目负责人须向 AORN 研究信息管理员上交一份检索请求；文献检索所使用的方式将会被记录下来以供后期提取。检索所取得的文献将会提供给项目小组进行评估。考核小组至少由 4 人组成：一位来自 AORN 的护理专家、一位学科专家、一位护士研究员以及一位咨询委员会成员。所有相关文献都会使用 JHNEBP 模型评估工具就证据的质量与强度进行独立的评估与考核。每一位成员都会将其评估得分录入电子数据库中，之后再进行电话会议就各评分做出讨论并最终达成统一的考核评级。之后，每项实践建议下的每项干预所用的支持证据集合都会被进行总结，进而被用于 PEP 模型得出证据强度。PEP 包括 6 个级别：

- 建议用于实践
- 很有可能具备有效性
- 利弊兼半
- 无明显有效性
- 很有可能无效
- 不建议用于实践

文献检索过后，主作者会根据现行实践方向撰写一份实践建议初稿，文献检索的结果可能会对现行方向做出肯定并将其归入后续稿中，也可能会发现先前未知的信息差距。通过文献检索还可能会找出已经不再受证据支撑的实践方向。

总结

将循证护理融入临床医疗中需要对已公开证据的主要研究设计有基本的了解。JH-NEBP 模型对证据进行评估的可行度是基于其对所有 AORN 实践建议证据种类评估的总括性方法而决定的。多个随机临床试验有时无法指导临床实践决策，当随机控制变量试验无法开展时，则有可能需要使用低级别的证据来指导决策。围手术护士从职业责任的角度上而言应该采用 EBP。研究评估以及证据评级都为受众提供了宝贵的信息，帮助受众做出更好的临床讨论与决策。

循证实践模型在 AORN 的成功施行将取决于单项证据评估能力以及手术团队就特定干预的证据强度所作出的整体评级能力。在接下来的几年中，只有通过勤恳的实践与运用才能够保持对循证模型流程及工具的信心。该流程的使用将有助于 AORN 找出指导未来围手术研究的文献中所存在的不足之处。

口服抗血小板药物患者的出血预防

玛丽亚·科维奇，MS，RN，CCRN

艾米莉·蒙切尔，RN，CPN

该范例为护理标准委员会开展的项目，主要展示了委员会调查是否应对成年患者开展出血预防措施来减小创伤出血风险。该项目最终促成了政策修正，从而对所有口服抗凝药物的病人都进行出血预防。

实践问题

具有出血风险的患者若跌倒受伤，会产生严重的创伤。因此，医院跌倒咨询小组近期为成年住院患者增加了跌伤评估要求，其中出血风险为该评估中的一项参数。具有出血风险的患者包括：正在服用抗血凝剂及溶解血栓剂药物的患者以及本身具有诸如血小板减少症、血友病等病情的患者。该实践主要关心的问题为：在现行的出血预防规程中，除特定情况（如颅内手术患者使用阿司匹林）以外，并未将口服抗血小板类药物的患者纳入出血预防范围。

护理标准（SOC）委员会决定对口服抗血小板药物以及出血风险的证据进行考量，并将其作为年度 EBP 项目。该项目的目的是为了确定是否需要将口服抗血小板药物的成人住院患者纳入出血预防范围来降低创伤出血风险。

该 EBP 团队包括一名护理 EBP 成员、护士领导若干以及部门护理代表若干，如床边护士、护士长以及护士教育者。该实践问题为：将服用阿司匹林或其他抗血小板药物的患者纳入出血预防范围是否会减少创伤出血？

证据

护理 EBP 团队成员与一名医疗文献管理员在多个数据库中进行分开检索，包括 PubMed 数据库、CINAHL 数据库、Scopus 数据库以及 Embase 数据库。搜索所用的术语为：

- “抗血小板（Antiplatelet）”和“跌伤（fall injury）”
- “抗血小板”和“出血预防（bleeding precautions）”

- “阿司匹林（aspirin）”和“跌伤”
- “出血预防”和“跌伤”
- “阿司匹林”和“出血预防”

初次检索产生了50余篇文献，EBP团队领导人随后将范围缩小至12份有关文献。20名SOC成员被分为4组，每一组审阅3篇文献；同组成员审阅的文献相同。随后由EBP导师引导每个小组对文献进行讨论与评估，并将其结论展示给整个大组。以上文献中有11篇文献经过评估后确定适用于本EBP问题。

通过JHNEBP模型工具，SOC委员会发现所有证据都具有一致性，证据质量与强度为良—优。结果显示，同时用药中包括两种以上口服抗血小板药物的患者较服用单种抗血小板药物的患者出血风险更大。阿司匹林无论在低剂量（70~100mg）还是高剂量（>100mg）的情况下都会增大消化道出血风险，但并没有研究显示阿司匹林单独用药时会造成重大损伤。

转化

SOC委员会讨论了将更多患者纳入出血预防范围的实施问题。委员会成员以及药房员工担心过多的病患纳入出血预防范围将导致人手分散或预防重要性降低。SOC委员会在讨论实施方案的同时还考虑了已知证据以及药房员工的意见及药物优选原则来决定实施路径。该团队认为，“口服单种抗血小板药物的患者”并无纳入出血预防的迫切需要，但在用药中包含了两种以上的口服抗血小板药物的患者则应被纳入出血预防规程的修订中。并且该团队还认为拥有消化道出血病史的患者若用药中含有阿司匹林，则也应被纳入出血预防范围。以上建议已被用于政策修订。

总结

该EBP流程所得出的结果已通过规程变更的教育传达给了护理人员。同时，在确保出血预防的实施中还应加入周期性自我评估，并通过医院事故报告流程来考察实施结果。

跌伤风险评估

玛丽亚·科维奇，MS，RN，CCRN

帕特丽莎·B. 道森，MSN，RN

虽然迄今为止已有多份研究调查了住院患者急性照护中跌倒风险的评估与跌倒的预防，但相较而言却鲜有研究旨在调查患者因跌倒而受伤的因素。跌倒预防子委员会在完成 EBP 后，开展了一个试点项目来研究致伤风险因素评估在减少严重跌伤方面的有效性，随后再将该评估纳入跌倒预防规程中。

实践问题

在院期间出现跌伤所造成的成本是非常巨大的，因此该问题成为了一项重要的实践关注。并且跌伤会连带造成行动及自理能力下降，在老年患者中还会造成死亡率上升。虽然大部分医院都已采用评估工具来预测跌倒风险，但少有医院对跌倒造成的伤害风险进行评估并基于跌伤风险评估制订干预措施。因此跌倒预防子委员会决定对跌伤评估相关证据进行考量，其实践问题为：跌伤风险因素评估以及适当干预措施的施行是否可以减少成年急性照护患者的严重跌伤问题。

证据

数名跌倒预防子委员会成员与一名护理 EBP 研究员开展了文献检索，检索过程包括以下数据库：CINAHL、PubMed、Cochrane 系统综述数据库、谷歌学术以及美国国家指南库。检索所使用的术语包括：跌伤风险（Fall Injury）、抗凝疗法（Anticoagulation Therapies）、日常生活活动（Activities Of Daily Living）、老龄（Aged）、抑郁症/抑郁紊乱（Depressive Disorder）、认知紊乱（Cognitive Disorder）、术后并发症（Postoperative Complications）、硬脑膜下血肿（Subdural Hematoma）、疼痛（Pain）以及术后诊断（Postoperative Diagnosis）。

该 EBP 项目被采用作为每半年一次的 EBP 研讨会上的实践问题，参与者在 EBP 导师带领下完成了文献评估。16 名参与护理的人员被分为 4 组进行文献检阅，每一组阅读相同的 3 篇文章。经过审阅和评估的 12 篇文章中有 7 篇适用于 EBP 实践问题，其中包括2份实验型研究、4份非实验型研究以及一份临床实践指南文件。从以上证据中找出的跌伤风险因素如下：

- 老年（高龄）
- 女性
- 出血风险，尤其是因抗血小板药物造成的出血风险
- 认知损伤或简短智能检测得分低于26分
- 身体质量指数（BMI）低于22
- 骨密度下降及维生素D缺乏
- 两种或以上慢性疾病

以上结果随后都报告给了跌倒预防子委员会进行审核，用作其开展跌伤风险评估的考虑因素。委员会审阅后认为若干因素可作整合，如“BMI低于22”“骨密度下降以及维生素缺失”都是患者骨折风险的相关因素。因此，整合进入跌伤风险评估的标准之一就是骨折风险。虽然很多文献中都将“高龄”列为一项跌伤风险因素，但“高龄”的定义却不统一。委员会在文献审阅后决定将“80周岁以上”作为最终的参数之一。同时委员会认为“女性”以及“两种或以上慢性疾病”不具备临床意义，因为这两项覆盖面过广，会造成过度风险预期。

转化

跌倒预防子委员会决定将“80周岁以上”“出血风险”以及“骨折风险”作为跌伤评估的参数，并在两个医院病房中开展了为期6周的试点评估，测试将以上参数纳入跌倒风险评估和干预措施的可行性中。试点病房为一个心脏外科降压病房和一个移植外科病房，因为这两个病房的跌倒与跌伤率有偶发性增高并高于其他医院病房，并且两个病房内都使用了电子临床文件系统，可以将评估与干预措施通过程序录入电子病历。在试点时，护士会在使用约翰·霍普金斯跌倒风险评估工具进行常规跌倒风险评估的同时完成跌伤风险评估。现行跌倒预防规程根据高、中、低跌倒风险列出了3类风险干预措施。试点规程在其基础上加入了另外3类风险干预措施：（a）低跌倒风险，具有跌伤风险；（b）中跌倒风险，具有跌伤风险；（c）高跌倒风险，具有跌伤风险。在现有规程以及试点规程中，最高耗时与耗资的预防干预措施都将优先提供给具有最高跌倒风险以及具有跌伤风险的患者。如，对于处于“高跌倒风险，具有跌伤风险”类型的患者建议使用患者安全陪伴人员。每个病房都选派了一名护士代表参与该试点计划，然后对同病房的其他护士开展指导。

跌伤干预措施的有效性与护士对患者安全改善价值及可用性的认知紧密相关。因此，试点项目主要就以下 3 点做出了评价：跌伤风险评估与干预措施文件记录的合规性、流程执行难易度的员工反馈以及信息对照护计划的价值反馈。

6 周试点项目的数据显示，79% 的评估作业中完成了跌倒与跌伤风险评估，86% 的评估作业中员工在同时完成两项评估时，将跌倒与跌伤风险因素合并使用来选取合适的风险类别。在接受调查的员工中，82% 的受访者在少于 2 分钟内就完成了跌伤风险评估。54% 的受访者认为对跌伤风险因素进行强调与评估有助于他们的照护计划。焦点小组发现，许多员工（尤其是在拥有大量抗凝药物使用者的心脏外科病房）期望能有更细致的出血风险评估标准。两个病房的护理人员都认为 6 项跌倒干预措施的分类、电脑屏幕的设计以及多层干预措施都造成了文件记录系统过于沉重。试点病房的跌倒事故数据显示，一个试点病房在 6 周的试点项目前与项目中都没有发生跌倒事故，另一个病房在试点后较试点前跌倒与跌伤事故率有所下降。

总结

跌倒预防子委员会投票表决后决定将跌伤风险评估纳入全院跌倒预防规程中。试点项目的结果表明，应增加程序设计来重整电子病历中的跌倒评估与规程文件记录系统。持续监测由跌倒引起的严重伤害也被纳入医院质量改进项目中。

预防小儿炎性浸润

罗莉・D. 万・格森，MSN，RN，CRNI

该范例为儿科护理人员探索儿科患者浸润预防最佳方案的一项 EBP 项目。该项目护理人员找出了 3 个浸润预防的相关因素：评估、稳固、安置。该团队设计了一项教育计划来宣传他们的研究结果并确定接下来的行动步骤。

实践问题

小儿静脉（IV）浸润一直以来都是一项实践关注问题，并且在某种程度上与导管规格、输液成分、针点选择以及儿童的发育级别都有关联。IV 浸润导致的结果可能小至浮肿也可能大至手术。儿童中心各病房的 IV 管理互不相同，如何做到最佳实践还有待研究。

医院组建了一支 EBP 团队，由一名 EBP 研究员同时也是儿科血管通路团队的资深护士进行领导，其他团队成员则是来自婴儿病房、学龄儿童病房以及新生儿重症监护病房（NICU）的护士。该项目的实践问题为：如何最好地预防儿科患者 IV 浸润？

证据

项目团队开展了文献检索，检索数据库包括 PubMed 数据库、CINAHL 数据库、Cochrane数据库、www. guidelines. gov 网站以及谷歌学术。在儿科文献中对 18 篇文献进行了评估，还有 2 个随机对照实验以及 8 份专家意见也与本 EBP 问题相关。在成人医科文献中对 28 篇文献进行了评估，其中有 3 篇为项目补充了相关信息。所有的成人医科文献都被定为专家意见类。文献评估完成后得出的 3 个最佳实践建议为：评估、稳固、安置。

评估实践包括：

- 每小时检查针点，查看是否有浮肿、红肿、泄漏以及发白现象
- 不仅仅依靠输液泵来作为升压指示
- 确认与输液管线路位置相对应的用药与溶液

- 确定何时采用更彻底的稀释的腐蚀性的 VI 推注药物以保护静脉的敏感性
- 在轮班变化以及住院率超过平均值时找出最合适的评估时间，因为此时浸润频率会出现上升情况
- 识别所需的额外指导与支持以帮助新员工尽早发现浸润并防止浸润伤害

稳固建议包括：

- 确保入针点稳固，减少导管在静脉内的位移
- 使用胶带固定来稳固装置但不阻碍静脉流
- 确保入针点一直能看得到

安置建议包括：

- 采用合适大小的导管来减少内皮损伤（如避免在细嫩静脉中采用大 IV 导管）
- 尽可能避免有弯曲的部位，若有需要应采用臂夹板或足夹板
- 避免在曾出现浸润的部位进行新的 IV 注射

转化

考虑到员工支持问题，EBP 团队把质量改进委员会也作为了团队的一部分，从而使儿童中心的每一个病房都有代表人员。在团队改革和讨论了最佳实践建议后，EBP 流程再次重复。同时一名护士教育者也加入了团队，帮助把实践改变更好地传达给所有员工。

教育计划

- 针对静脉注射点每小时应进行的评估流程制订一份“触诊、问诊、验诊”（P. I. V）培训表。
- 与药房合作制订一份用颜色标识的药品对血管伤害程度的培训表，从而得知哪些药品在用药时需要密切关注。
- 设计名为 SISI 的程序［即“筹划（Stage）、注入（Infusate）、稳固（Securement）、干预（Intervention）”的缩写］并发布在所有护士站的电脑上，帮助指导护理人员按照流程定期对浸润做出报告。
- 提供相关 PPT 来指导护理人员怎样筹划浸润问题，确保儿童中心内的所有措施保持一致。
- 咨询护理标准委员会，确保外周静脉规程有所修改，从而更好地反映出 EBP 的实践建议。

总结

浸润发生数量的具体结果难以测量，因为员工并不会定期报告浸润情况。有关浸润发生数量最精确的信息来自于儿科血管团队采集的 IV 重置的情况数，然后再从中找出由浸润而造成的重置。虽然依照此法无法获取所有案例，但仍旧有助于评定实践建议的有效性。下一步 EBP 小组计划开展一项稳固装置的试点来就各装置降低浸润比率的有效性与使用的便捷性做出比较。

成品输液袋更换频率

艾米莉·蒙切尔，RN，CPN

莉嘉娜·亨德里克斯，MSN，MPA，RN-BC

契莎·佩林，RN

西尔·塔莎芭，MS，RN

凯西·瓦格涅—科斯马克，MS，RN

本范例描述了一个 EBP 项目由一支跨学科团队完成，旨在解决成年病房与儿科病房静脉注射（IV）输液袋更换操作不一的问题。本项目完成后，相关操作有所改变，为医院节省了导管供应开支与护理耗时，并且由于减少了 IV 输液管线路的操作使得感染风险也有所下降。

实践问题

成品 IV 输液袋更换的规程与操作会根据不同病房的患者年龄与操作流程而有所不同。成品 IV 输液袋指的是从制造厂商处接收后直接投入使用的输液袋，不含任何医院内部药师及护士加入的添加成分。成品 IV 输液袋中可含 NSS、D5 1/2NSS、LR 或 KCL。根据医院的成人静脉输液装置（VAD）规程，现行做法是保持输液管 96 小时不变动，每 24 小时更换一次成品 IV 输液袋；动脉输液管的成品 IV 输液袋每 96 小时更换一次。儿科 VAD 规程中则规定护士每 72 小时就要同时更换 IV 输液管与成品 IV 输液袋，若输液过程提早结束则要少于 72 小时进行更换。考虑到 IV 输液维护的护理耗时与成本问题，临床医护人员意识到统一全院操作的必要性，于是组建了一支跨学科团队开展 EBP 项目来解决成人病房与儿科病房 IV 输液袋更换不统一的问题。该团队成员包括来自儿科、成年科室、肿瘤科以及血液科的护士，同时还得到了医院流行病与感染控制中心（HEIC）的一名感染控制专家的顾问服务。实践背景问题为：何种成品 IV 输液袋更换频率为最优操作？

证据

项目组针对问题开展了文献检索，检索所使用的数据库包括 CINAHL、PubMed 以及 Embase，一位医学信息管理员协助了检索。检索共产生 42 份文献，其中 16 份文献经过了评估，组员从中选出了 11 份与 EBP 实践问题具有相关性的文献。两位组员使用 JHNEBP 对每一篇选出的文献进行了审阅。该团队同时在一个私立医院集团用于集团医院之间问询的电子论坛上提出了两个调查问题。第一个问题为：贵机构相关规程对成品 IV 输液袋（如生理盐水与 D5W）的更换频率作何要求？第二个问题为：贵机构相关规程对肝素化与非肝素化的冲洗袋更换频率作何要求？获取到的信息作为经验型证据（Level 5）记录在了个人证据总结工具表中。绝大多数做出回复的机构自身的成品 IV 输液袋与冲洗袋更换的规程都与本医院政策类似。该 EBP 团队完成了综合与建议工具表，包括 5 个实验性研究、1 个类实验性研究和 4 个非实验性研究或质性研究。另外，美国疾病控制中心（CDC）出版的 3 份临床实践指南与 3 份专家意见文献（其中两份为专家所在医院的成人与儿科静脉穿刺装置规程）。所有经过审阅的证据评分都为优或良。

所评估的证据中可总结出 3 个一致的主题：首先，单个 IV 线路上操作越多，感染风险越大；重复进入同一个 IV 线路可能会造成注射装置组的细菌感染。其次，IV 系统在治疗结束前尽可能不违反最初的设置。最后，常规 IV 装置组的最佳更换间隔为 72 小时，一次性动脉传感装置组的更换间隔为 96 小时。

转化

基于所得证据，团队建议 IV 输液管与成品输液袋应每 72 小时同时更换一次，这一改变可以帮助医院节省输液管供给上的支出，同时还能节省护理耗时并通过减少 IV 线路的操作来降低感染风险。之后团队将结果总结与建议呈给 HEIC 以及 VAD 委员会审阅。在 EBP 结果进行推广的同时，CDC 还出版了 2011 年度的指南文件。VAD 委员会与 HEIC 将团队的 EBP 证据与新指南文件结合后，最终决定 IV 输液管与成品 IV 输液袋也可每 96 小时同时更换。以上改变都已写入了该院最新的成人 VAD 规程中。

总结

本项目对院内相当大数目的护士与患者产生了积极影响。在此之前一名护士每天要耗费长达1小时的时间来更换所有管辖内患者的IV输液袋，现在这1小时可以被节省下来用于照护患者的其他工作。作为一个团队，护士们可以通过使用JHNEBP模型来指导机构内的决策。该EBP项目的成功表明EBP流程是推动机构内变革的有效方法，促使医院员工对EBP产生了积极态度。

舌系带过紧、舌系带切开术及母乳喂养

黛博拉·迪克森，RN，IBCLC

凯瑟琳·怀特，PhD，RN，NEA-BC，FAAN

本范例讨论了一则由护理员工发起的实践问题，总结了与跨学科团队进行合作的经验，尤其是针对医生所关心的实践问题。最后，由于检索得出的科学证据有限，对转化可能性也做了讨论。

实践问题

一个非教学社区医院的哺乳期专家团队发现某些婴儿患有一种称为舌系带过紧（也称结舌）的先天畸形，该情况占该医院新生儿总数的4.6%。该症状会导致新生儿无法正确接受母乳喂养。患有该症状的某些婴儿完全无法贴合母亲的乳头，有些则勉强可以贴合但效果明显不如舌头活动无碍的健康婴儿，因此导致吃奶量不足。同时，婴儿舌系带过紧还会导致母亲乳头的严重创伤。治疗新生儿结舌最好的方式为舌系带切开术，即剪开舌结。根据该哺乳期专家团队的经验，若在出生后72小时内进行舌系带切开术，新生儿就可以良好贴合母亲的乳头获取足够母乳，并且将母亲乳头的不适程度降至最低。该院大约60%的儿科医生会在哺乳期专家发现婴儿舌系带过紧后安排常规性的舌系带切开术，但40%的儿科医生却并没有如此安排，因此这一情况也意味着有关舌系带过紧的措施需要进行证据考量。

一名私人儿科医生同意加入本项目组并作为上述60%偏向采取舌系带切开术治疗结舌的儿科医生代表。哺乳期团队以及育儿室护士将这一情况视作积极迹象并试图开展团队会议来讨论这个实践问题。然而后来团队发现在近3个月的时间里该名医生无法与团队进行会议，从中团队所获得的经验是即便遇到类似的拖延情况也不可轻言放弃，因为组建跨学科团队本身就是一大挑战。并且一旦确定下第一次会议时间后，就要同时定下两到三周后的附加会议时间来确保项目的进展。与此同时，迫切希望开展项目的哺乳期团队则先行一步定下了实践问题：治疗舌系带过紧/结舌的最佳方式是什么？

证据

哺乳期专家团队领导以及两名来自约翰·霍普金斯大学护理学院并在本院有过教学经验的教职工基于实践问题开展了证据检索，检索数据库包括 CINAHL 以及 PubMed，关键词为“舌系带过紧（Ankyloglossia）”“治疗方法（Treatment）”以及“舌系带切开术（Frenotomy）”。检索一共产生了 40 份文献，团队获得所有文献后进行了整理，以用于讨论与评估。然而在第一次会议时，儿科医生成员就对实践问题提出了异议，表示同僚儿科医生会更感兴趣于“对患有舌系带过紧的新生儿开展舌系带切开术的利弊分析”这一问题。由此团队得到的另一个宝贵的经验就是从一开始就应将跨学科成员纳入实践问题的决定，由此可以保证所有成员对实践问题的态度一致。

基于新的实践问题团队开展了第二次证据检索，所使用的术语为“舌系带过紧”“舌系带切开术”“风险（Risks）”“益处（Benefits）”以及“并发症（Complications）”。该检索从 CINAHL 数据库以及 PubMed 数据库搜索到了 27 份与实践问题相关的证据：

- 份一级证据（实验型研究）
- 份二级证据（类实验型研究）
- 份三级证据（非实验型研究）
- 份四级证据（国家认可的专家基于科学证据撰写的文献）
- 份五级证据（专家基于自身经验撰写的文献）

所有一级证据质量为优，其显示舌系带过紧会严重影响母亲哺乳，并且结舌组患儿一周奶瓶喂养率是作为对照组普通婴儿的 3 倍。同时这些研究中给出的新生儿患结舌的比率为 4.8% ~5%，与该院的数据相似。

所有二级证据质量为优，用于评估舌系带功能的哈泽贝克评估工具得出的评估者间信度为 96%。

三级证据对使用哈泽贝克评估工具测量结舌的有效性做出了肯定。该级别的证据同时显示舌系带过紧会带来哺乳贴合不当以及乳头疼痛。并且三级证据中有两份研究中的舌系带切开术术后无并发症产生，同时新生儿贴合母亲乳头进食能力也有所提高，舌系带切开术成为舌系带过紧的建议治疗手段，改善了新生儿接受母乳喂养的能力。

四级证据中认为舌系带切开术简单安全，是一项低风险手术。五级证据中描述了一种使用激光的方法来治疗结舌，但如果系带在治疗后仍旧紧绷，则会造成言语障碍，同时研究中还讨论了由于结舌持续存在所引起的牙科问题以及由语言障碍引发的社交问题。该级证据中的几个个案报道都认为舌系带切开术安全有效，无并发症产生，在44个病例中仅有1例出现出血以及疼痛的情况。

证据综述得出的结果如下：

- 婴儿舌系带过紧会严重影响母乳喂养，造成母亲乳头疼痛以及婴儿贴合不当
- 结舌婴儿出生一周后需要奶瓶喂养的可能性为对照组一般婴儿的3倍
- 某些证据显示舌系带过紧会造成日后儿童言语问题与社交问题
- 测量舌系带功能的哈泽贝克评估工具具有96%的评估者间信度
- 多份个案报告将舌系带切开术视作安全有效的治疗方式，且没有并发症产生
- 现有的有关舌系带切开术开展对照研究的科学证据有限

转化

在转化以上证据综述时，团队采用了“双管齐下”的方法。首先，团队在儿科医生部门会议上展示了证据总结。在安排这次总结展示的过程中再一次因协调问题耗时3个月，团队成员也再一次自行鼓励不能因拖延打击了士气，因为证据综述的宣传至关重要，对改变实践或行为具有重大影响。虽然推广舌系带切开术的有力科学实证并不多，但团队依旧将项目结果与儿科医生们进行了分享。哺乳期团队期望能够提高院内有关意识，在新生儿出现结舌症状时能就治疗方案进行公开讨论。

其次，当项目完结时，哺乳期团队的领导在一家附属医院担任了哺乳期顾问协调员的职位。就任后，她将此证据综述结果传达给了儿科开业护士、新生儿学专家、产科与儿科住院医生以及其他哺乳期专家，因此改善了整个大环境对舌系带过紧症状以及舌系带切开术的认识。随后，在哺乳期培训研讨课上，相关教员指导护士、住院医生以及开业护士进行婴儿贴合、吮吸以及舌头解剖的评估，一旦评估后发现舌系带过紧症状，就可以通知口腔外科医生进行咨询。同时，若要开展舌系带切开术，还需评估新生儿的术前与术后体重以及母亲乳头的疼痛程度。最后，由于已有的证据还不足以彻底改变相关操作，相关方开展了一项研究来评估查早期结舌发现的效果以及早期开展舌系带切开术的效果，以及由此对婴儿成长以及母亲母乳喂养舒适度所带来的影响。

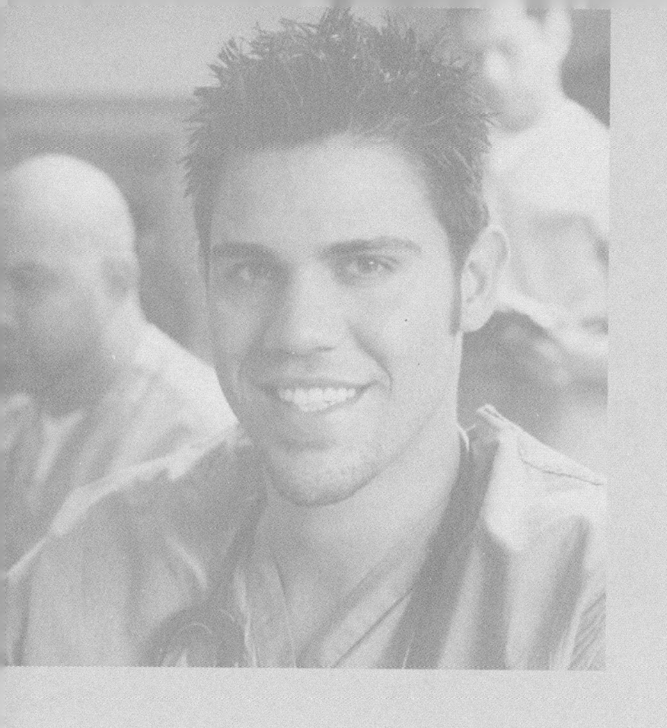

附 录

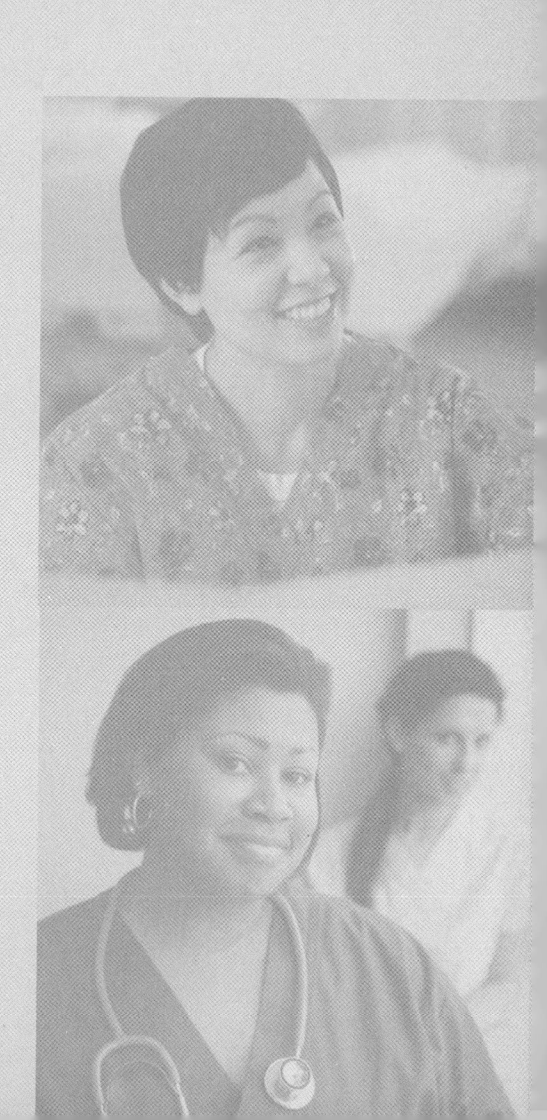

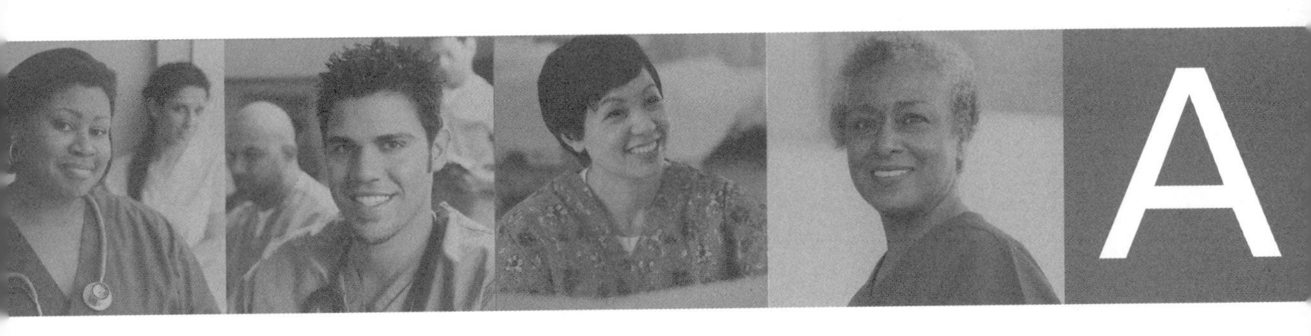

项目管理指南

附录 A 项目管理指南

初始 EBP 问题：

EBP 团队领导人：

EBP 团队成员：

活动	开始日期	活动天数	结束日期	负责人员	成果	评论/所需资源
实践问题：						
1. 组建跨专业团队						
2. 确立并细化 EBP 问题						
3. 明确 EBP 问题范围、确定利益相关方						
4. 确定项目领导责任						
5. 安排团队会议						
证据						
6. 在机构内外部收集证据						
7. 评估每项证据的等级与质量						
8. 总结单项证据						
9. 综合证据整体强度和质量						
10. 根据证据综合整理出改变建议 · 证据强度高，说服力强，结果一致性高 · 证据良好，结果具备一致性 · 证据良好，结果有冲突 · 证据不足或缺失						
转化						
11. 决定转化途径建议的相符性、可行性和适当性						
12. 制订行动计划						
13. 确保行动计划执行的支持与资源						
14. 实施行动计划						
15. 评估结果						
16. 向利益相关方报告结果						
17. 确定后续步骤						
18. 宣传项目结果						

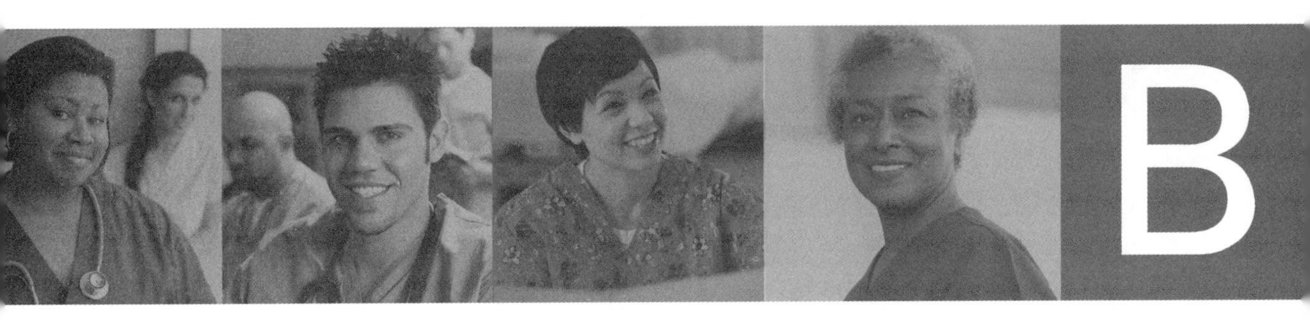

问题阐述工具表

附录 B　问题阐述工具表

1. 困难是什么？为何重要？

2. 现行措施是怎样的？

3. 困难重点在哪些方面？

□ 临床　□ 教学　□ 行政管理

4. 如何发现困难？（选出所有符合的选项）

□ 安全/风险管理上的考虑
□ 质量上的考虑（效率、效用、及时性、公正、以患者为本）
□ 患者不满、员工不满、机构结果欠佳
□ 该环境下的操作方式不统一
□ 与外部机构的操作不统一
□ 现行实践方式的证据基础
□ 财务方面的考虑

5. 困难的范围是什么？

□ 个体　□ 人群　□ 全机构/系统

6. PICO 成分各为什么？

P—（患者、人群、困难）：
I—（干预措施）：
C—（与其他措施比较）：
O—（包含用于评估各项结果的衡量标准）：

7. 初始 EBP 问题：

8. 列出可能使用的检索术语、检索数据库以及检索策略：

9. 需要收集哪些证据？（选出所有符合的选项）

□ 文献检索
□ 标准（监管、行业、社区）
□ 指南
□ 专家意见
□ 患者/家庭偏好
□ 临床专业知识
□ 机构性数据

问题阐述工具表使用指导

目的：该表是用于设计出一个可回答性的问题并在证据搜索过程中给予团队指导的工具。随着团队对 EBP 项目重点的不断精确，项目问题、检索术语与策略以及证据来源都可以进一步修改。

困难是什么？为何重要？该栏指出了开展项目的原因。什么能够引导团队找到证据？问题陈述书须明确实际问题，但不描述解决方案。

现行操作是什么？描述与困难相关的现行操作流程。

困难的重点是什么？该困难是临床问题（如预防血液感染）、教学问题（如患者出院教育）还是行政管理问题（如 12 小时护士换班制的安全性）？

如何发现困难？勾选所有与困难发现过程相关的选项。

困难的范围是什么？该困难着眼于个体（如单个临床医护人员、患者、家庭成员）、群体（如成年心脏病患者、恢复病房护士）还是整个机构/系统（如患者运输、患者满意度或员工满意度）？

PICO 成分各为什么？

- P（患者、人群、困难），如年龄、性别、背景、种族、状态、疾病、患者类型或人群
- I（干预措施），如治疗方法、用药、教育、诊断测试或最佳实践
- C（与其他措施或现行方法比较），如果问题旨在寻找最佳实践则不适用此点
- O（结果），用可量化方式语描述干预措施的结果，如跌倒比率的降低、住院时间的缩短、患者满意度的上升

初始 EBP 问题。一个起始性的问题，随着团队文献检索的不断进行该问题也会随之细化下来。

列出可能使用的检索术语。使用 PICO 成分以及 EBP 问题将相关术语列出来以展开证据检索。随着检索的展开，可以增加或改变所用术语。所有术语、策略以及所用数据库都应详细记录下来以供备份。

需要收集哪些证据？根据 PICO 与 EBP 初始问题确定团队需要收集的证据类型。

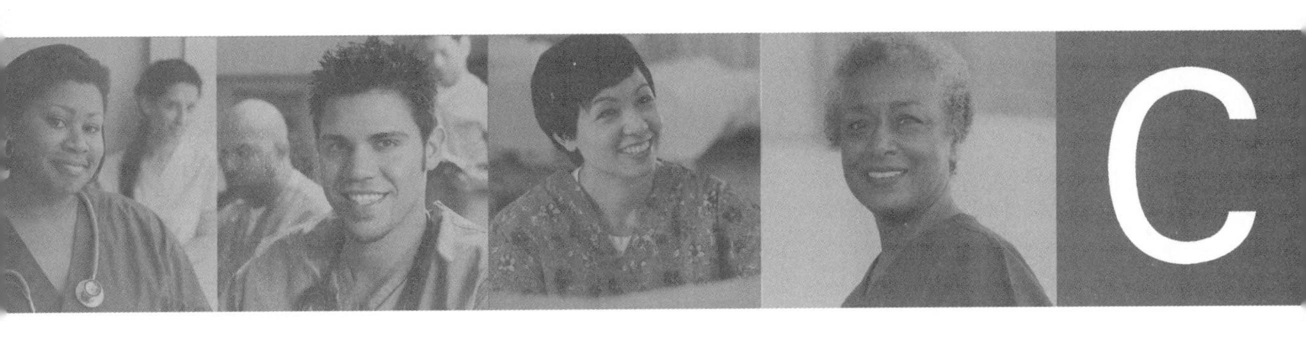

证据级别与质量指南表

附录 C　证据级别与质量指南

<table>
<tr><th>证据级别</th><th>质量指南</th></tr>
<tr><td>第一级
实验性研究、随机对照试验（RCT）、RCT 系统综述（含或不含 Meta 分析）</td><td rowspan="3">A 优（质量高）：一致性高，具有推广价值的结果；研究设计所需样本数量充足；良好把控、结论具有定义性；过渡一致的实践意见，出发点为包含科学证据引用的综合文献回顾
B 良（质量良好）：具有一定一致性的结果；研究设计所需样本数量充足；具备一定把控，结果具有一定定义性；具备一致性的实践意见，出发点为包含适量科学证据引用的综合文献回顾
C 次（质量低或存在重大缺陷）：证据不足，结果不具一致性；研究设计所需样本数不足；无法得出结论</td></tr>
<tr><td>第二级
类实验型研究
RCT 与类实验性研究结合或纯类实验性研究的系统综述（含或不含 Meta 分析）</td></tr>
<tr><td>第三级
非实验性研究
RCT、准实验研究与非实验性研究结合的系统综述或纯非实验性研究系统综述（含或不含 Meta 分析）
定性研究或系统综述（含或不含 Meta 综合）</td></tr>
<tr><td>第四级
知名权威机构和/或国家级专家委员会/共识小组基于科学证据提出的意见
包括：
临床实践指南
共识小组</td><td>A 优（质量高）：由专业机构、公立机构、私立机构或政府机构主办的资料；描述系统性文献检索策略的资料；数量充足且设计精良的研究以及具备一致性的结果；所含研究与定义性结果的质量与强度经过标准性整体评估；具备明显的国家级专业性；过去五年间经过开发或经过修订
B 良（质量良好）：由专业机构、公立机构、私立机构或政府机构主办的资料；较为合理的系统化文献检索策略；合理一致的结果、研究设计所需样本充足；对所含研究的强度与不足的评估具备合理定义性的结果；具备明显的国家级专业性；过去五年间经过开发或经过修订
C 次（质量低或存在重大缺陷）：材料不是由官方机构提供；文献检索未定义、定义质量低或有限；所含研究的强度与不足未经评估、证据不足、结果不一致、无法得出结论；过去五年间未经修订</td></tr>
</table>

续表

证据级别	质量指南
第五级 基于实验型以及非研究型的证据 包括： 文献综述 质量改进、项目评估或财务评估 病例报告 国家级专家基于经验证据做出的意见	A 优（质量高）：目标清晰；不同背景下结果一致；采用了有条理的质量改进、财务评估或项目评估；具有定义性结论；提出一致性的建议，具备充分的科学证据引用 B 良（质量良好）：目标清晰；单一背景下结果一致；采用了有条理的质量改进、财务评估或项目评估；提出合理的一致性的建议，具备一定的科学证据引用 C 次（质量低或存在重大缺陷）：目标不清晰或缺失；结果不一致；质量改进、财务评估或项目评估定义不明确；无法提出建议 文献综述、专家意见、病例报告、社区规范、临床经验、消费者偏好： A 优（质量高）：清晰的专业知识；做出定义性结论；提供了科学性论证；咨询人士为该领域内的领导性专家 B 良（质量良好）：较为可信的专业知识；做出具备一定定义性的结论；对提出意见做出了具有逻辑性的论证 C 次（质量低或存在重大缺陷）：专业性不明显或存疑；无法得出结论

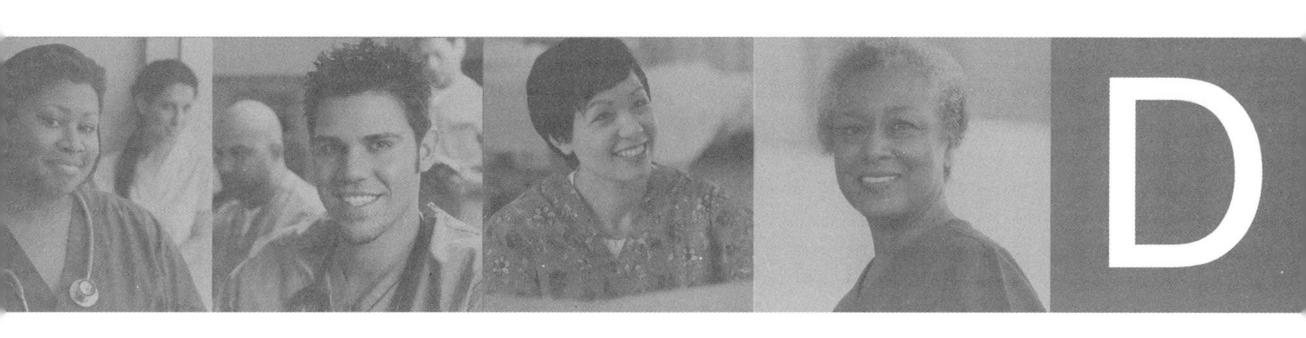

实践问题、证据与转化流程（PET）

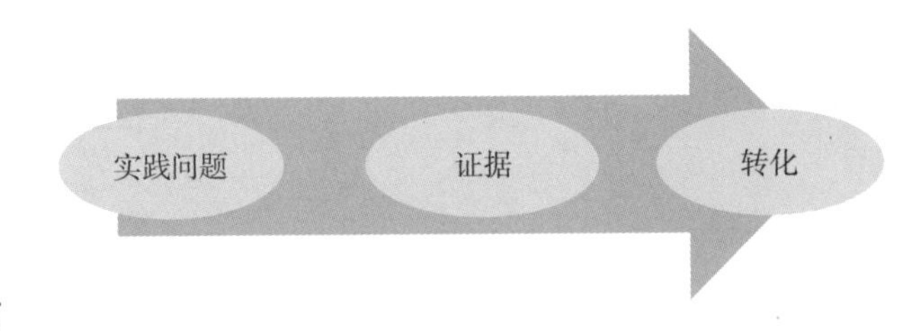

实践问题

第一步：组建跨专业团队
第二步：确立并细化 EBP 问题
第三步：明确 EBP 问题范围、确定利益相关方
第四步：确定项目领导责任
第五步：安排团队会议

证据

第六步：在机构内外部收集证据
第七步：评估每项证据的等级与质量
第八步：总结单项证据
第九步：综合证据整体强度和质量
第十步：根据证据综合整理出改变建议

- 证据强度高，说服力强，结果一致性高
- 证据良好，结果具备一致性
- 证据良好，结果有冲突
- 证据不足或缺失

转化

第十一步：决定转化途径建议的相符性、可行性和适当性
第十二步：制订行动计划
第十三步：确保行动计划执行的支持与资源

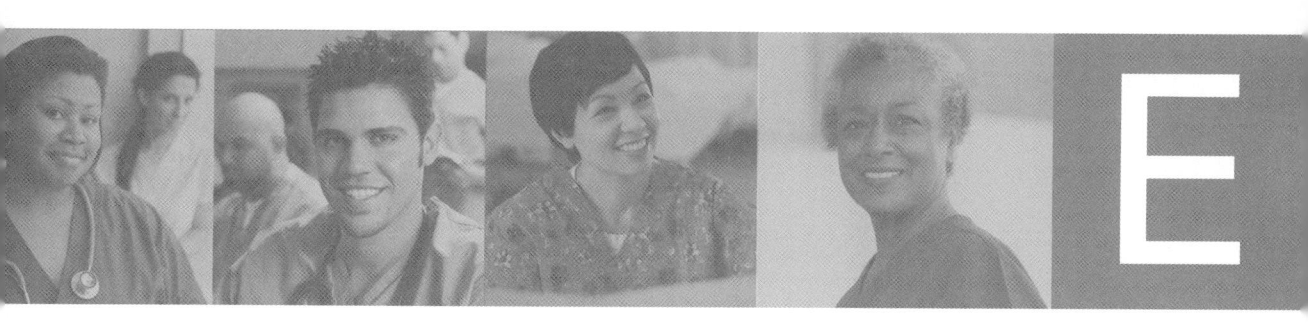

研究型证据评估工具表

附录 E　研究型证据评估工具表

证据等级与质量：________

<table>
<tr><td colspan="2">文献标题：</td><td colspan="2">编号：</td></tr>
<tr><td colspan="2">作者：</td><td colspan="2">出版日期：</td></tr>
<tr><td colspan="4">期刊名：</td></tr>
<tr><td>背景：</td><td colspan="3">样本（组成与容量）：</td></tr>
<tr><td>此证据是否解决 EBP 问题？</td><td>□ 是</td><td colspan="2">□ 否—不再进行本证据的评估</td></tr>
<tr><td colspan="4">证据等级（研究设计）</td></tr>
<tr><td>A. 本文献是否为一项单一研究的报告？若否，则从 B 开始继续。</td><td></td><td>□ 是</td><td>□ 否</td></tr>
<tr><td>1. 研究中是否包含干预措施？</td><td></td><td>□ 是</td><td>□ 否</td></tr>
<tr><td>2. 研究中是否有对照组？</td><td></td><td>□ 是</td><td>□ 否</td></tr>
<tr><td>3. 研究参与者是否是随机分配至干预组与对照组？</td><td></td><td>□ 是</td><td>□ 否</td></tr>
<tr><td>若以上三项全为“是”，该研究为随机对照试验（RCT）或实验型研究。→</td><td>□ 第一级</td><td></td><td></td></tr>
<tr><td>若 1 和 2 为“是” 3 为“否”；或 1 为“是” 2 和 3 为“否”，则该研究为类实验研究（具备一定程度的调查者把控、一项自变量的变化；缺少参与者的随机分配；可能包含对照组）→</td><td>□ 第二级</td><td></td><td></td></tr>
<tr><td>若以上三项全为“否”，则为非实验性研究（没有自变量变化；可为描述性、比较性或相关性研究；一般使用二级数据）或定性研究（本质为探索性，如访谈或焦点小组；是某项缺少已有文献的研究的出发点；样本量小；可能使用结果来设计实证研究）→</td><td>□ 第三级</td><td></td><td></td></tr>
<tr><td>接下来直接完成“能帮助回答 EBP 问题的研究结果”一栏</td><td></td><td></td><td></td></tr>
</table>

续表

B. 本文献是否为多份研究的总结？若否，则使用“非研究性证据评估工具表”。		□ 是	□ 否
1. 文献是否使用了全面的检索策略以及严谨的评估方式（系统综述）？若否，则使用非研究性证据评估工具表；若是，则：		□ 是	□ 否
a. 文献是否对结果进行了整合与分析，并产生了新数据（效应量）？（含 Meta 分析的系统综述）	□ 第一级	□ 是	□ 否
b. 文献是否分析且结合了定性研究的概念？（含 Meta 综合的系统综述）		□ 是	□ 否
若 a 或 b 任意一项为“是”，则继续完成 B-2。			
2. 对于系统综述以及包含 Meta 分析或 Meta 综合的系统综述：			
a. 是否所有研究都包括 RCT？ →	□ 第一级		
b. 研究是否为 RCT 与准实验型的结合或纯准实验型？ →	□ 第二级		
c. 研究是否为 RCT、准实验型及非实验型的结合或纯非实验型？ →	□ 第三级		
d. 是否所有研究或部分研究为定性研究？ →	□ 第三级		
完成下一栏“能帮助回答 EBP 问题的研究结果”			

能帮助回答 EBP 问题的研究结果：

续表

研究质量评估			
• 研究者是否明确指出了有关困难的已知与未知因素并阐明了该研究如何填补二者间的空缺？	□ 是	□ 否	
• 是否清晰呈现了研究目的？	□ 是	□ 否	
• 文献综述是否具备实效性（大部分文献为近五年内发表的或该领域的经典文献）？	□ 是	□ 否	
			□ 不适用
• 研究设计与逻辑依据所需要的样本量是否满足？	□ 是	□ 否	
			□ 不适用
• 若有对照组：			
			□ 不适用
◇ 干预组与对照组的规格参数和/或人口统计特征	□ 是	□ 否	
是否类似？	□ 是	□ 否	
			□ 不适用
◇ 若采用多种背景，背景是否类似？	□ 是	□ 否	
			□ 不适用
◇ 除干预组以外，是否每组都得到了同等对待？	□ 是	□ 否	
			□ 不适用
• 数据收集方式是否表述清晰？	□ 是	□ 否	
• 使用工具是否可靠（Cronbach's alpha≥0.70）？	□ 是	□ 否	
			□ 不适用
• 工具有效性是否经过讨论？	□ 是	□ 否	
• 若采用了调查/问卷形式，反馈率是否≥25%？	□ 是	□ 否	
• 结果陈述是否清晰？	□ 是	□ 否	
• 若陈述采用了图表，其描述是否与图表内容一致？	□ 是	□ 否	
• 是否陈述了研究的局限性并予以解决？	□ 是	□ 否	
• 结论是否基于研究结果得出？			

续表

含或不含 Meta 分析或 Meta 综合的系统综述质量评估			
• 系统综述的目的是否阐述清晰？ • 报告是否全面并具有可复制的检索策略？ 陈述关键检索术语 检索多个数据库 • 陈述入选标准与排除标准 • 是否有清晰的流程图显示出综述每一级别所剔除掉的研究数量？ • 所含研究的细节是否有所呈现（设计、样本、方法、结果、产出、优缺点）？ • 用于评估证据强度（等级与质量）的方法是否有所描述？ • 结论是否基于研究结果得出？ ◇ 对结果做了阐述 ◇ 从结果阐述与系统综述问题出发可以符合逻辑地推出结论 • 系统综述中是否同时包含阐明研究局限性的部分以及解决局限性的部分？	□ 是 □ 是 □ 是 □ 是 □ 是 □ 是 □ 是 □ 是 □ 是 □ 是 □ 是 □ 是	□ 否 □ 否 □ 否 □ 否 □ 否 □ 否 □ 否 □ 否 □ 否 □ 否 □ 否 □ 否	

基于质量评估的质量评级

A 优（质量高）：一致性高，具有推广价值的结果；研究设计所需样本数量充足；良好把控、结论具有定义性；高一致性的实践意见，出发点为包含科学证据引用的综合文献回顾

B 良（质量良好）：具有一定一致性的结果；研究设计所需样本数量充足；具备一定的把控，结果具有一定的定义性；具备一致性的实践意见，出发点为包含适量科学证据引用的综合文献回顾

C 次（质量低或存在重大缺陷）：证据不足，结果不具有一致性；研究设计所需样本数不足；无法得出结论

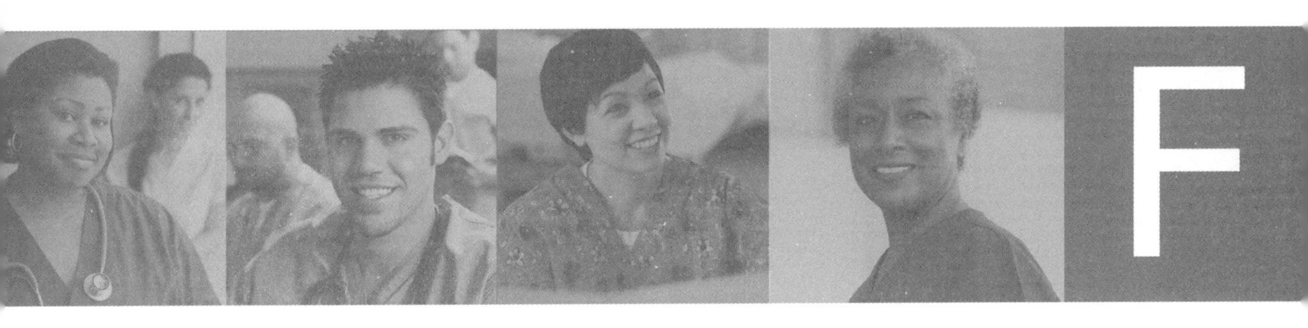

非研究性证据评估工具表

附录 F　非研究性证据评估工具表

证据等级与质量：________

文献标题：	编号：	
作者：	出版日期：	
期刊：		
此证据是否解决 EBP 问题？	□ 是	□ 否—不再进行本证据的评估

□ 临床实践指南：国家级专家基于研究证据或专家共识组提出的系统性建议（第四级） □ 共识陈述或立场声明：基于研究以及国家级专家意见而提出的系统性建议，旨在指导职业性机构做出针对特定问题的决策（第四级）		
• 是否确认了所包含证据类型？	□ 是	□ 否
• 设计建议时是否引入了适当的利益相关方？	□ 是	□ 否
• 是否清晰列出了建议所适用与不适用的人群？	□ 是	□ 否
• 是否避免了潜在偏倚？	□ 是	□ 否
• 建议是否正当有效（可复制检索、专家共识、独立综述、时效性、明确了每项建议的支持证据等级）？	□ 是	□ 否
• 所有建议是否都有证据支持？	□ 是	□ 否
• 建议是否清晰？	□ 是	□ 否
□ 文献综述：已发表文献的总结，不含系统性证据质量与强度评估（第五级）		
• 综述主题是否陈述清晰？	□ 是	□ 否
• 综述中的文献是否具备相关性与时效性（大部分文献为近五年内出版的或经典文献）？	□ 是	□ 否
• 是否对文献结论进行了分析？	□ 是	□ 否
• 文献空缺是否阐明？	□ 是	□ 否
• 是否为未来研究与实践提出了建议？	□ 是	□ 否
□ 专家意见：个人或群体基于临床经验提出的意见（第五级）		
• 意见提出人是否就该话题出版过文献或做发表演？	□ 是	□ 否
• 作者意见是否以科学证据为基础？	□ 是	□ 否
• 作者意见是否阐述明了？	□ 是	□ 否
• 是否就潜在的偏倚做出了确认？	□ 是	□ 否

续表

机构性经验： □ 质量改进：本级单位检验特定机构流程的周期性方法（第五级） □ 财务评估：使用分析手法来测量与比较两种以上项目或干预措施的经济评估（第五级） □ 项目评估：针对项目流程和/或产出进行的系统评估，可包括定性措施与定量措施（第五级）		
背景：	样本（组成/容量）：	
• 项目目标是否清晰？	□ 是	□ 否
• 使用方法是否描述充分？	□ 是	□ 否
• 是否具备流程或产出的测量？	□ 是	□ 否
• 结果描述是否充足？	□ 是	□ 否
• 阐述是否清晰合理？	□ 是	□ 否
• 成本/利益分析的组成是否描述清晰？	□ 是	□ 否
□ 案例报告：针对个人、群体或其他社会单元的深度见解（第五级）		
• 案例报告的目的是否陈述清晰？	□ 是	□ 否
• 案例报告呈现是否清晰？	□ 是	□ 否
• 案例报告的结论是否得到相关理论或研究的支撑？	□ 是	□ 否
• 提出建议是否清晰并且与结论相关联？	□ 是	□ 否

社区标准、临床经验、消费者偏好 □ 社区标准：社区内可比较背景下的现行操作（第五级） □ 临床经验：通过实践经验取得的知识（第五级） □ 消费者偏好：通过生活经验取得的知识（第五级）			
信息来源：	资源数量：		
信息来源具备可信经验。	□ 是	□ 否	
所提意见皆陈述清晰。	□ 是	□ 否	□ 不适用
所识别的操作具有统一性。	□ 是	□ 否	□ 不适用

能帮助回答 EBP 问题的研究结果：

续表

临床实践指南、共识陈述或职位陈述（第四级）质量评级： A 优（质量高）：由专业机构、公立机构、私立机构或政府机构主办的资料；描述系统性文献检索策略的资料；数量充足且设计精良的研究以及具备一致性的结果；所含研究与定义性结果的质量与强度经过标准性整体评估；具备明显的国家级专业性；过去五年间经过开发或修订 B 良（质量良好）：由专业机构、公立机构、私立机构或政府机构主办的资料；较为合理的系统化文献检索策略；合理一致的结果、研究设计所需样本充足；对所含研究的强度与不足的评估具备合理定义性的结果；具备明显的国家级专业性；过去五年间经过开发或修订 C 次（质量低或存在重大缺陷）：材料不是由官方机构提供；文献检索未定义、定义质量低或有限；所含研究的强度与不足未经评估、证据不足、结果不一致、无法得出结论；过去五年间未经修
机构性经验（第五级）质量评级 A 优（质量高）：目标清晰；不同背景下结果一致；采用了有条理的质量改进、财务评估或项目评估；具有定义性结论；提出一致性的建议，具备充分的科学证据引用 B 良（质量良好）：目标清晰；单一背景下结果一致；采用了有条理的质量改进、财务评估或项目评估；提出合理的一致性的建议，具备一定的科学证据引用 C 次（质量低或存在重大缺陷）：目标不清晰或缺失；结果不一致；质量改进、财务评估或项目评估定义不明确；无法提出建议
文献综述、专家意见、病例报告、社区规范、临床经验、消费者偏好（第五级）： A 优（质量高）：清晰的专业知识；做出定义性结论；提供了科学性论证；咨询人士为该领域内的领导性专家 B 良（质量良好）：较为可信的专业知识；做出具备一定定义性的结论；对提出意见做出了具有逻辑性的论证 C 次（质量低或存在重大缺陷）：专业性不明显或存疑；无法得出结论

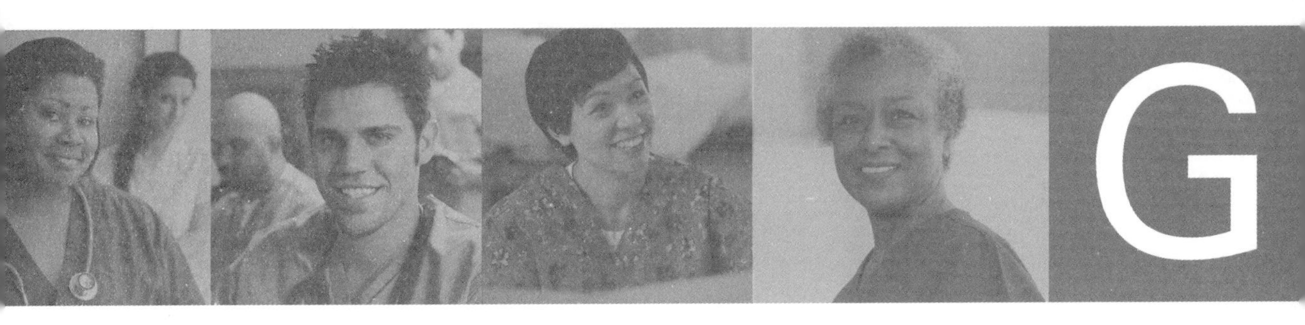

单项证据总结工具表

附录 G　单项证据总结工具表

EBP 问题：

日期：

文献#	作者与日期	证据类型	样本、样本量与背景	帮助回答 EBP 问题的研究结果	局限性	证据级别与质量
			□ 不适用			
			□ 不适用			
			□ 不适用			
			□ 不适用			
			□ 不适用			
			□ 不适用			

附上为此 EBP 问题综述所引用的所有文献列表。

单个证据总结工具表使用指导

目的：这份表格的用途是对证据评估结果进行记录，为证据的整合做准备。该表为 EBP 团队提供了证据资源的记录、证据的出版年份或其他公布方式、每个证据资源所提供的帮助回答 EBP 问题的信息以及每项证据资源的等级与质量。

页眉：记录 EBP 问题与 EBP 项目时间以供参考。

文献#：给每份回顾过的证据来源编号。如此可以协调单个证据总结，使文献参考更为简便。

作者与日期：写出第一作者的姓氏或者证据来源以及出版/发布日期。列出作者/证据来源以及日期非常重要，因为可能多份文件会出自同一源头。

证据类型：写明证据类型（如 RCT、Meta 分析、定性、系统综述、案例分析、叙述性文献综述）。

样本、样本量与背景：本条仅适用于证据级别为一级、二级、三级以及五级的质量改进、金融评估与项目评估。本栏可以就人群、参与者以及研究地点提供直观信息。

帮助回答 EBP 问题的研究结果：虽然文献审阅者可能对许多要点都感兴趣，但在此只列出直接与 EBP 问题相关的结果。

局限性：包括文献中可能写明或未写明的证据缺陷。证据中可能列出了局限性，也可能审阅者在阅读过程中发现了明显的重点缺失，或者是样本并不适用于研究人群。

证据等级与质量：将单个评估工具表中证据级别与质量评级的信息复制到本表此栏中。

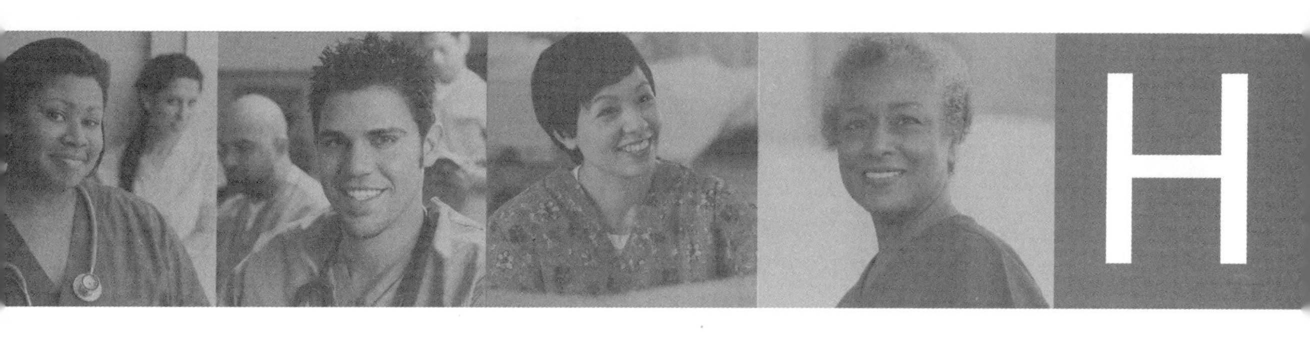

综合与建议工具表

附录 H　综合与建议工具表

EBP 问题：

日期：

类别（级别类型）	证据来源总数/级别	整体质量评级	结果整合回答 EBP 问题的证据
第一级 • 实验性研究 • 随机对照试验（RCT） • RCT 系统综述（含或不含 Meta 分析）			
第二级 • 类实验性研究 • RCT 与类实验研究结合或纯类实验性研究的系统综述（含或不含 Meta 分析）			
第三级 • 非实验型研究 • RCT、准实验研究与非实验性研究的结合或纯非实验性研究的系统综述（含或不含 Meta 分析） • 定性研究或系统综述（含或不含 Meta 综合）			
第四级 • 知名权威机构和/或国家级专家委员会/共识小组基于科学证据提出的意见			
第五级 从文献综述、质量改善、项目评估、财务评估或病例报告中取得的证据 国家级专家基于经验证据做出的意见			
基于证据综合与所选的转化路径得出的建议			

综合与建议工具表使用指导

目的：本表格的作用是集合证据评估的结果以用于回答 EBP 问题。综合各级证据的有关研究结果，确定各级证据的质量级别。

证据来源总数/级别：记录各级证据资源数。

整体质量评级：总结各级的整体质量评级。使用《证据级别与质量指南表》（附录 C）来评估证据质量。

结果整合：回答 EBP 问题的证据

- 只记录 A 或 B 级别证据的结论
- 只记录直接回答了 EBP 问题的陈述
- 分别总结各级证据
- 在每项陈述旁的括号里记录下单个证据总结的文献编号，方便定位结论的来源

基于证据综合与所选的转化路径得出的建议：回顾结论整合并从以下四种转化路径中选出代表了证据整体强度的一项：

- 证据有很强的说服力，结果一致：有力地证明了实践改变的需要。
- 良好且一致的证据：可以考虑推行改革试点来决定是否实行全面改变。
- 良好但具有冲突性的证据：无法确定实践改变；可考虑继续开展调查研究探索新证据或开发新的研究。
- 证据不足或证据缺失：无法确定实践改变；可考虑继续开展调查探索新证据或开展新研究，或者放弃项目。

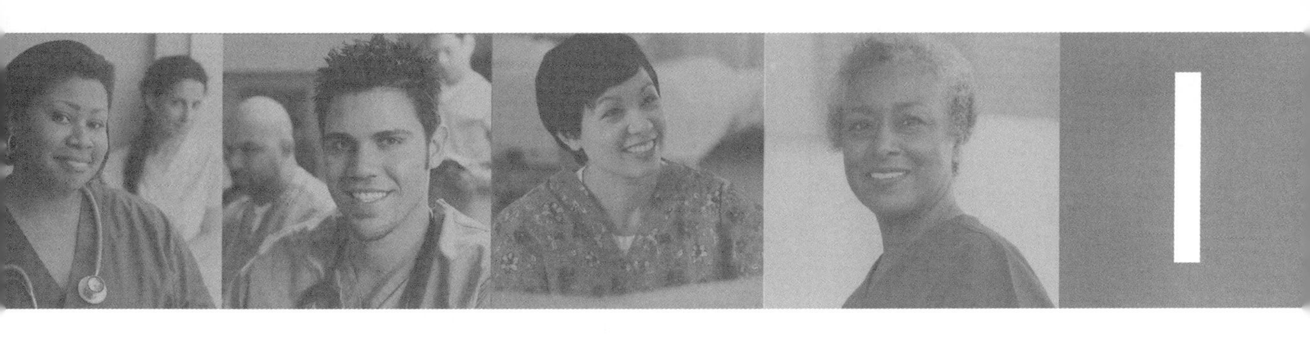

证据综合指南表

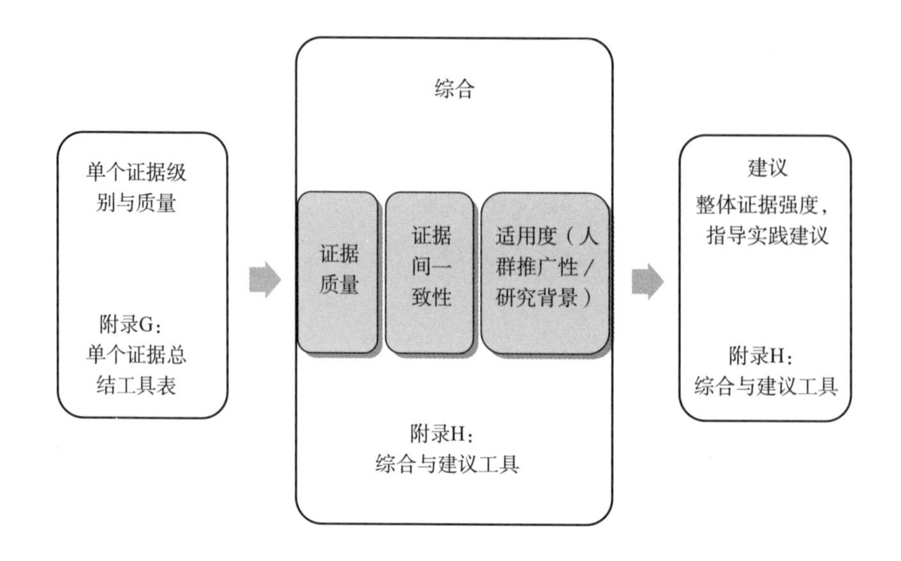

关键点：

- 证据综合的第一步是审阅与反思各级别（一至五）单件证据的质量评估。反思需包括证据的意义与相关性。
- 该证据对问题具有何种意义与相关性？
- 该证据是否有助于问题的回答？
- 该证据是否强化了团队对信息的了解？
- 用于综合单个证据的标准也可用于综合整体证据质量（见附录 C 证据级别与质量指南表）。
- 综合包括总结每个级别的证据数量。对数量的评估非常重要，因为多份具有一致性的第一级与第二级证据可以使得 EBP 团队在提出实践改变建议时更具信心。
  - ◇ 证据综合的最好做法为团体讨论；团队成员从不同切入点提出见解、进行分享并采取评判性思维来就共识达成最终判定。
  - ◇ 这一步骤包含主观与客观两方面的反思与推理。
  - ◇ EBP 团队经常发现第一级的证据不足以回答他们的实践问题。团队需要谨慎地通过第二级与第三级证据来推行实践改变。使用这两个级别的证据时，比较典型的建议提出方法是采取试点项目来测试建议的可行性，然后再决定是否采取全面改革。

- 一般而言，不可仅凭第五级的证据来推行改革。但团队在此时可以有其他选择，包括但不限于：意识提高活动、更新信息与教育、观测证据来源捕获新信息或者设计调查研究。

后　记

2014 年第一期美国约翰 · 霍普金斯大学循证护理高级师资培训项目在北京启动，约翰 · 霍普金斯大学的循证护理管理的理念和工具就得到了与会的护理管理专家和领导的认可，记得当时百忙之中的北京协和医院于晓初副院长前来第一期培训班讲话，对美国约翰 · 霍普金斯大学循证护理管理及在国内应用给予很大的支持。第二期项目开始，得到了由原北大医院党委书记，现任《中国护理管理》杂志社李月东社长的大力支持，到 2016 年已经有超过 200 多位来自国内最优秀的三级医院的护理部主任和一线的护理管理骨干参加了我们与《中国护理管理》杂志社共同主办的美国约翰 · 霍普金斯循证护理高级师资培训班。

美国约翰 · 霍普金斯大学选派出了最好的护理专家给我们的培训班授课，培训课程中提及的《约翰 · 霍普金斯护理循证实践：实施与转化》和《约翰 · 霍普金斯护理循证实践：模型与指南（第二版）》两本循证护理工具书，在美国护理界得到相当规模临床护理人员的普及和认可，实用性极强，参与国内培训的护理老师强烈呼吁尽快翻译上述两本专著。应广大护理管理届同仁的强烈要求，经过我们北京艾美迪科技股份有限公司历时一年的版权谈判终于获得《约翰 · 霍普金斯护理循证实践：实施与转化》和《约翰 · 霍普金斯护理循证实践：模型与指南（第二版）》的独家中国出版版权，春节来临之际在北京出版以飨读者。这两本循证护理工具书的出版，可以使广大护理人员借鉴美国约翰 · 霍普金斯大学循证护理管理理念，必将提升中国医院的临床护理管理水平和和护理科研水平。

另外，此书的出版过程中，《中国护理管理》杂志社精心组织国内护理管理界的专家对本书进行了审校，以把控文字的专业性和准确性，在这里特别感谢北京协和医学院护理学院刘华平院长和北京大学护理学院刘宇院长作为两本专著的主审校老师，以及支持我们循证护理项目发展的《中国护理管理》杂志社谢博瑞老师和负责审校的诸多老师们！

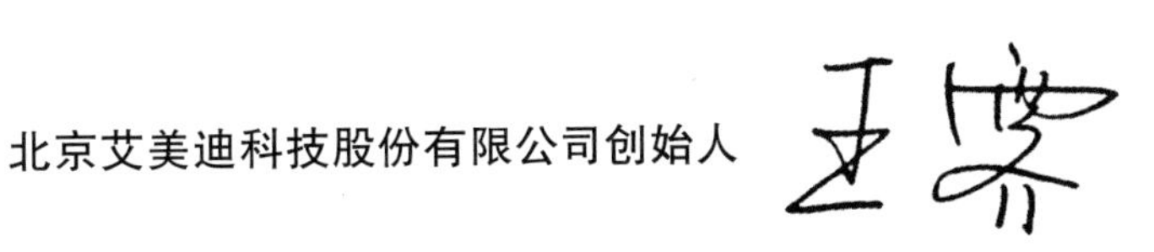

北京艾美迪科技股份有限公司创始人

2016/10/16

校审人员名单

主审校：刘华平（北京协和医学院护理学院）

前言：迟俊涛（烟台毓璜顶医院）

第 1 ~2 章：迟俊涛（烟台毓璜顶医院）

第 3 ~5 章：汤磊雯（浙江大学医学院附属邵逸夫医院）

第 6 章：郭娜（中国医学科学院北京协和医院）

第 7 ~8 章：马伟光（北京协和医学院护理学院）

第 9 ~10 章：张俊娥（中山大学护理学院）

附录：马伟光（北京协和医学院护理学院）